CONSIDÉRATIONS

SUR LES

RÉSULTATS DE LA PARACENTÈSE

DANS LA

PLEURÉSIE PURULENTE

Paris. A. Parent, imprimeur de la Faculté de Médecine, rue Mr-le-Prince, 31.

CONSIDÉRATIONS

SUR LES RESULTATS

DE LA

PARACENTÈSE

DANS LA

PLEURÉSIE PURULENTE.

PAR

Le Dʳ Aristide ATTIMONT

INTERNE EN MÉDECINE ET EN CHIRURGIE DES HÔPITAUX DE PARIS.

PARIS

LEFRANÇOIS, LIBRAIRE-EDITEUR

RUE CASIMIR-DELAVIGNE, 9 ET 10, PLACE DE L'ODÉON

—

1869

CONSIDÉRATIONS

SUR LES RÉSULTATS

DE LA

PARACENTÈSE

DANS LA

PLEURÉSIE PURULENTE.

La pleurésie est une des maladies les plus fréquentes de l'appareil respiratoire ; aussi a-t-elle été de tout temps l'objet de nombreux travaux, et son étude nosographique laisse-t-elle aujourd'hui peu de chose à désirer.

Mais, parmi les formes variées qu'elle présente, il en est une qui sollicite au plus haut point l'attention du médecin par la difficulté de son diagnostic et l'incertitude de son traitement : c'est la pleurésie purulente.

Les épanchements purulents de la plèvre primitifs ou secondaires sont loin d'être rares; et leur guérison spontanée est un fait exceptionel. Aussi, frappés des accidents qu'ils entraînent, la plupart des médecins anciens et modernes ont cherché à les prévenir par une intervention active. Ils ont observé que la guérison spontanée s'opère, non par la résorption du pus, mais par l'ouverture du foyer au dehors et l'évacuation du liquide qu'il renferme. Imitant donc l'œuvre de la nature, ils ont cherché à ouvrir au pus un issue facile par une opération : celle de l'*empyème.*

Toutefois cette opération a été suivie souvent d'insuccès ; ce qui lui a valu de tout temps des contradicteurs.

Nous n'exposerons pas ici les vicissitudes qu'a subies son histoire : M. Sédillot (1) et M. Trousseau (2) en ont donné un tableau complet.

Nous nous bornerons à indiquer en quelques mots l'état actue du sujet.

« Je suis persuadé, avait dit Laënnec, que l'opération de l'empyème deviendra beaucoup plus commune et plus utile, à mesure

____

(1) *De l'Opération de l'empyème,* 2e édition, 1841.

(2) *Clinique de l'Hôtel-Dieu,* 2e édition, 1865, tome I, page 619.

1868. — Attimont.　　　　　　　　　　　　　　　　1

que l'usage de l'auscultation médiate se répandra. » (*Loc. cit.*, tome II, page 219).

Cependant quelques années plus tard, la discussion soulevée à l'Académie de médecine par le mémoire de Faure (1836), ne fut rien moins que décisive.

Le traitement de l'empyème avait donné en effet entre les mains de Boyer, de Delpech, de Dupuytren, des résultats peu favorables, grâce à la méthode opératoire inaugurée par ces chirurgiens, celle des ponctions sucessives.

En 1841, M. Sédillot établit, à l'aide de nombreuses observations, la supériorité de l'ancienne méthode sur celle de Boyer.

Mais déjà commençaient à se vulgariser les ingénieux procédés, qui permettent de donner issue aux épanchements, sans crainte de l'accès de l'air dans la cavité thoracique.

Pour la plupart des médecins, la présence de l'air était considérée comme le point de départ des accidents consécutifs à l'opération.

De plus, l'application heureuse de cette découverte au traitement des pleurésies séreuses (1843), donna l'espoir de pouvoir l'étendre à celui des épanchements purulents.

Trousseau, Aran, et de nombreux médecins avec eux, traitèrent dès lors tous les empyèmes par cette méthode, qui fit oublier de nouveau l'aucienne, remise en honneur par M. Sédillot.

Notre travail a eu pour but de réunir les observations de pleurésies purulentes, traitées par chacune de ces deux méthodes.

Sans doute, les succès sont relativement peu communs, et toujours on répétera, avec Chomel (*loc. cit.*) que les revers sont passés sous silence.

Il suffit, ce nous semble, qu'un nombre considérable de guérisons aient été obtenues, pour légitimer une étude minutieuse des conditions qui ont présidé à cette heureuse issue.

Nous avons choisi la dénomination de paracentèse thoracique comme titre de ce travail. Elle s'applique également bien en effet à l'empyème proprement dit et aux simples ponctions.

L'évolution de la maladie modifiée par le traitement, nous a servi de guide, ce qui nous a permis de traiter successivement des résultats immédiats, puis des résultats consécutifs de la paracentèse.

Dans un troisième chapitre, nous avons étudié la fistule broncho-pleurale et la phthisie pulmonaire, en tant que complications de la pleurésie purulente.

— Nous omettons dans cette étude tout détail sur le manuel opératoire, nous bornant à signaler les procédés qui semblent remplir, de la manière la plus satisfaisante, les indications de la méthode adoptée.

CHAPITRE PREMIER.

DES RÉSULTATS IMMÉDIATS DE L'ÉVACUATION DE L'ÉPANCHEMENT.

Il n'est plus permis aujourd'hui de dire avec Corvisart que « l'opération dans le pyothorax procure même rarement un soulagement éphémère, et qu'elle hâte dans tous les cas la mort des malades » (1).

« Cette opération, disait Heister, est toujours très-dangereuse, et il est à peine possible que les malades ne meurent pas pendant qu'on l'exécute ou immédiatement après » (2).

Ces exagérations, oubliées aujourd'hui, n'en démontrent pas moins l'utilité de recourir à l'observation pour déterminer la série régulière des phénomènes qui suivent l'écoulement. Cette étude importe d'autant plus qu'elle rend compte de la valeur et de la fréquence des accidents attribués à l'opération même. La syncope, l'inflammation et la fièvre consécutive méritent-elles réellement de préoccuper le médecin ?

A ne considérer que le résultat habituel de l'opération, le premier fait qui frappe l'attention, c'est la sédation immédiate de tous les accidents fonctionnels préexistants, aussitôt après l'issue d'une quantité, même relativement minime, du liquide épanché.

D'une manière générale, deux conditions nécessitent l'intervention active dans la pleurésie purulente : tantôt la suffocation est imminente, tantôt une fièvre hectique, rebelle, se manifeste avec des exacerbations et une marche qui rappelle celle de la phthisie pulmonaire avancée; et l'on sait combien la confusion de ces deux maladies a été souvent commise.

Dans les deux cas, le calme suit rapidement l'opération, la fièvre cède, la respiration devient libre et facile, jusqu'à la reproduction du liquide, laquelle ramène les mêmes accidents.

C'est là un fait régulier, constant, dirions-nous, si nous en exceptions les observations dans lesquelles, sous l'influence de l'altération du pus, se sont déjà développés les accidents de l'infection putride.

(1) Corvisart; *loc. cit.*, p. 39.
(2) Sédillot; *loc. cit.*, p. 120.

Mieux qu'une appréciation générale, l'analyse des observations suivantes suffira à montrer quels sont les résultats immédiats de l'écoulement du pus. Nous les citons à titre d'exemples ; toutes celles qui rendent compte des phénomèncs immédiats parlent dans le même sens.

Obs. Au vingt-quatrième jour d'un épanchement, Delpech retire une livre et demie de pus. Ce jour là, la fièvre est bien moindre, l'oppression cesse ainsi que la toux, le décubitus devient indifférent, — sommeil. Les lèvres de la ponction, unies par du diachylon, sont cicatrisées complétement le quatrième jour de l'opération : l'oppression reparaît, fièvre un peu moins vive qu'avant la ponction.

Une seconde ponction donne du pus sanguinolent en abondance; même résultat, même sédation de tous les accidents (1).

Obs. Un enfant de quatre ans et demi porte depuis plus d'un mois un épanchement pleural du côté gauche. Il existe des accidents d'asphyxie; hecticité complète, pouls à 150, exacerbation fébrile le soir, sueurs abondantes, dilatation notable du côté.

La ponction évacue quelques cuillerées seulement de pus; le liquide s'écoule en bavant après l'issue de la canule; la poitrine se vide encore la nuit. Le lendemain matin, le bien-être est sensible; ni dyspnée, ni cyanose, ni fièvre, le côté est visiblement diminué (2).

Obs. 32 ans, la thoracentèse donne deux litres de pus. La nuit qui suit : toux, oppression, agitation.

L'appareil se défait et laisse écouler une grande quantité de liquide; calme, sommeil.

Le lendemain, amélioration : la respiration est libre, le pouls moins fréquent, régulier, plus développé.

Le surlendemain, la plaie est fermée; même état que la veille.

Le quatrième jour, seconde opération sur une tumeur qui s'est développée au-dessus de la ponction. Mèmes conséquences (3).

Dans le cas de Delpech et dans ce dernier, une période de bien-être succède à la ponction; cet état dure pendant quatre jours, époque où le pus a dilaté de nouveau la cavité pleurale, retenu

(1) Delpech, *loc. cit.*
(2) Marrotte ; *Union méd.,* nᵒ 44, 1852, p. 181.
(3) Massiani; *loc. cit.*

qu'il est par l'occlusion de la plaie. Dès lors les accidents fébriles et asphyxiques reparaissent, jusqu'au moment où une nouvelle ponction vient rendre la circulation et la respiration à leur type normal.

Il est rare, nous le verrons, que la sédation des accidents se prolonge après le quinzième jour de l'opération, suivie de cicatrisation de l'ouverture.

Obs. Un homme de 25 à 30 ans est atteint, depuis plusieurs semaines, d'une pleurésie droite. La respiration est courte, saccadée; le pouls petit, déprimé, très-fréquent, la face bouffie, les lèvres cyanosées; maigreur extrême, faiblesse excessive; aucun mouvement ne lui est possible; espaces intercostaux soulevés, très élargis.

Ponction : trois litres de pus assez mal lié, grumeleux. Quintes de toux à la suite, pendant plus d'une demi-heure. Sonde élastique laissée à demeure et bouchée.

Quelques heures après, bien-être marqué; la journée et la nuit sont très-bonnes relativement aux précédentes; les phénomènes généraux s'amendent sensiblement.

Le lendemain matin, le lit est inondé de pus échappé entre la sonde et la plaie.

Pendant quatre jours, tout va bien; l'écoulement du pus s'est fait sans difficulté; mais alors il y a arrêt complet de l'écoulement; la fièvre reparaît, le malade est moins bien.

La sonde obstruée est débouchée; on commence à faire des injections ; pas d'accidents à partir de ce moment (1).

Obs. Au septième mois d'une pleurésie, le malade est pris de suffocation : orthopnée, insomnie, face bouffie, terreuse; l'appétit est conservé. Une tumeur fluctuante se montre sous les fausses côtes.

On pratique l'empyème en passant une sonde avec une aiguille à séton : issuede sept livres de sérosité inodore, semblable à du petit-lait.

Le soulagement est très-marqué, respiration facile; le malade se couche sur le côté sain. Le soir, la canule laissée à demeure est ouverte; quatre livres de liquide.

____

(1) Boinet; *loc. cit.*

La nuit est tranquille, une quinte seulement... (1).

Obs ... Reybard retire par la ponction quatre litres de liquide trouble, semblable à du petit-lait, chez un jeune homme de 17 ans, malade depuis deux mois et demi.

Pour vider complétement la plèvre, il fait incliner le malade du côté de l'épanchement.

Un bien-être considérable succède à l'oppression et aux accidents de l'asphyxie; les forces se raniment pendant l'opération. Sommeil de cinq à six heures la nuit; transpiration légère. Il ne reste que la toux, qui cède au bout de deux ou trois jours... (2).

Cette observation contient un détail que l'on retrouve dans un certain nombre d'autres, et qui soulève une question controversée par les auteurs : nous voulons parler de l'effort tenté pour évacuer la totalité ou au moins la plus grande partie de l'épanchement.

Préoccupés de l'idée de la syncope, des médecins ont formulé le précepte de ne donner issue qu'à une portion du liquide. « Ceux qui ont de l'eau ou du pus dans la poitrine succombent lorsque l'on évacue à la fois tout le liquide par l'incision ou par le feu (3). »

Skoda insiste fortement sur ce précepte; il recommande en outre de ne laisser écouler le liquide que lentement et avec beaucoup de prudence. « Il faut éviter que la compression du cœur et des gros vaisseaux ne cesse brusquement et que les conditions mécaniques de la circulation ne soient ainsi trop rapidement modifiées. De plus, l'activité circulatoire qui se produit aussitôt l'afflux de sang dans les alvéoles, suffit à produire une congestion, et même une pneumonie; enfin, si les fausses membranes qui recouvrent le poumon sont encore peu résistantes, elles se rompent par places, l'exsudat s'infiltre de sang, et il peut en résulter une nouvelle pleurésie. »

M. Sédillot se montre partisan de la même opinion (4).

Nous venons de voir la pratique de Reybard, qui est complétement en opposition avec les conclusions précédentes. Dans ses

---

(1) Valleix ; *Arch. gén.*, 1839; 3ᵉ série, t. V, p. 80.
(2) Reybard; *loc. cit.*
(3) Hippoc. ; liv. VI, n° 27. *Aphorismes.*
(4) Sédillot; *loc. cit.*, p. 143.

leçons sur la thoracentèse, M. Moutard-Martin recommande également d'enlever la plus grande quantité possible du liquide purulent (1).

En résumé, deux questions se posent ici, d'une part celle de la syncope, d'autre part celle de l'utilité de l'évacuation totale du liquide comparativement aux dangers que peut présenter cette manière d'agir.

Disons tout d'abord que nous n'avons rencontré dans nos observations aucun cas où la syncope ait joué un rôle important; elle est signalée dans un très-petit nombre d'entre elles, mais sans jamais avoir entraîné de suites fâcheuses, et rien n'indique que la déplétion subite de la poitrine en ait été la seule cause. On sait qu'il n'en est pas de même dans les épanchements séreux, surtout récents. Le déplissement pulmonaire se produit alors librement, sans entraves et sans subir de ralentissement de la part des fausses membranes. — C'est pour obvier à cette syncope et aux accès de toux si communs et quelquefois très-pénibles, qui accompagnent l'écoulement du liquide, que mon excellent maître M. Blachez a proposé de substituer au trocart ordinaire un trocart capillaire (2). Cette simple modification met complétement à l'abri de ces complications, et serait applicable aux épanchements purulents récents, qui laissent espérer que le poumon est encore dilatable. — C'est ici le lieu de rappeler un principe d'une grande importance pratique : celui de toujours attaquer une pleurésie avec la pensée qu'elle est séreuse. L'oubli de cette pratique a amené de fâcheuses méprises, témoin l'incision que pratiqua M. Trousseau dans un épanchement complétement séreux. — Rien n'est plus difficile en effet que le diagnostic de la nature du liquide, avant l'opération.

Quant à l'utilité de l'évacuation totale du pus, l'observation et le raisonnement sont d'accord pour démontrer que ce n'est là qu'une question accessoire. Dans les cas où les injections lancées en abondance dans la cavité pseudo-pleurale ont lavé ses parois et enlevé tout le liquide, aucune des craintes manifestées par Skoda ne s'est réalisée, et il est permis d'avancer

---

(1) Moutard-Martin; *loc. cit.*, p. 17.

(2) Blachez; *Bull. de la Soc. méd. des hôpitaux*, octobre 1868.

qu'en ce qui concerne les épanchements purulents, ces idées théoriques ne sont pas vérifiées par les faits.

Plus tard, en pénétrant dans l'étude de nos observations, nous verrons que l'essentiel n'est point de vider la cavité pleurale d'une manière complète, mais bien de pourvoir à l'issue libre du pus, dès qu'il se forme de nouveau.

Cherchât-on du reste par toutes sortes de moyens cette vacuité absolue du kyste, il semble difficile que le but puisse être réalisé.

La reproduction du liquide ne se fait pas attendre, comme le prouve son abondance aux premiers pansements qui suivent l'opération. Souvent le pus se fait jour par la plaie directement, si elle a été fermée, sinon, entre la plaie et la canule ou le tube. C'est là un des dangers immédiats de l'ouverture thoracique : il n'est pas rare, en effet, d'observer l'infiltration du pus sous les téguments, et même à distance ; des fusées purulentes étendues en ont été parfois la suite (1).

Quelquefois aussi de l'emphysème a été observé au niveau de la plaie, sans dépasser d'ailleurs de beaucoup ses limites.

Si, dans quelques cas, les choses se présentent avec une apparence différente au début, très-ordinairement c'est dans un écoulement insuffisant du liquide qu'il importe d'en chercher la cause, soit que l'on ait affaire à une pleurésie aréolaire, soit que des flocons pseudo-membraneux soient venus obturer l'ouverture, soit enfin que la crainte ou l'imminence d'une syncope aient conduit le médecin à arrêter lui-même l'écoulement. C'est ainsi que, dans le cas suivant, l'évacuation ne produisit les résultats qu'en se complétant.

Obs... 13 ans et demi, l'épanchement date de deux mois... Le poinçon retiré, le pus sort en arcade, une menace de syncope force à arrêter l'écoulement. La journée et la nuit de l'opération, l'enfant se plaint de douleurs vers la plaie ; il éprouve du reste le même état de faiblesse qu'avant l'opération, bien qu'il soit sorti, la veille, au moins une pinte de pus.

Au pansement du lendemain, sortie, « avec une force étonnante, » de plus de deux pintes de matière purulente. L'air pénètre facilement, le lit est inondé de liquide pendant vingt-quatre heures encore.

(1) Lacaze-Dulhiers.

L'enfant éprouve alors un soulagement marqué ; le ventre qui était dur et saillant s'est affaissé, et la saillie formée par les vraies côtes ne se laisse plus apercevoir.

Loin d'être affaibli, le malade paraît avoir recouvré ses forces ; son pouls prend du développement et de la souplesse, le sommeil a lieu avec une tranquillité inconnue depuis longtemps ; le décubitus est devenu indifférent, l'appétit renaît (1).

Signalons en passant la tension énorme qu'annonce ce jet énergique du liquide au moment de l'ouverture.

Nous n'ajouterons pas de nouvelles preuves aux précédentes : c'est un fait bien établi que l'absence de réaction phlegmasique est la règle, dans les premiers jours qui suivent l'opération.

Il est juste cependant de signaler l'influence des injections irritantes faites à la suite de l'opération. Elles développent habituellement des phénomènes fébriles et inflammatoires, nullement imputables aux suites naturelles de l'ouverture de l'épanchement purulent. L'intensité de cette réaction dépend surtout, nous le verrons plus loin, de la durée d'action de l'injection sur les parois du kyste. Dans les épanchements traités par M. Aran, la teinture d'iode était laissée dans la poitrine. Ce médecin l'employait de plus assez concentrée (près de moitié du liquide) : il se produit dans ces conditions une véritable action caustique sur une vaste surface suppurante, et en même temps une légère intoxication iodique.

En dehors de cette cause, les quelques exceptions qu'on a rapportées se rencontrent aussi bien dans les cas où l'occlusion a été faite que dans ceux où elle a été négligée. Elles tiennent à un début d'infection putride, souvent antérieure à l'opération.

Obs. Un homme de 40 ans qui, cinq mois avant, avait subi la thoracentèse pour un épanchement aigu séreux, rentre chez M. Malice, avec un nouvel épanchement qui s'accompagne de fièvre, de sueurs abondantes, d'amaigrissement et teinte subictérique.

La ponction donne issue à près de 2 litres de pus verdâtre, mal lié. Lavage à l'eau tiède. Le soir, emphysème tout autour de la ponction et dans toute la paroi postérieure de la poitrine ; pouls à 140, large, fort, vibrant, frissons répétés, pommettes rouges, réaction vive.

(1) Fréteau ; *loc. cit.*

Le lendemain, la réaction fébrile diminue; l'emphysème disparaît au thorax, mais envahit le cou.

Le quatrième jour, le liquide était reproduit; la fièvre reparaît.

Trois semaines après cette ponction, une seconde donne issue à plusieurs verres de liquide purulent, épais, comme mélicérique, répandant une odeur infecte. Sonde à demeure; toniques. — Le lendemain, la dyspnée était prononcée.

Les jours suivants, la fièvre persiste et devient très-intense, surtout vers le soir; le pus répand une odeur d'œufs pourris (1).

Dans un cas du même genre, rapporté par Reybard, les accidents toxiques de l'infection putride étaient déjà assez avancés, quand fut faite l'opération (2).

Obs. Il s'agit d'un homme de 40 ans, atteint d'une pleurésie traumatique.

L'épanchement ouvert, au lieu d'élection, donna 2 litres et demi de sang corrompu, extrèmement fétide, couleur lie de vin épais, mêlé à quelques bulles de gaz. — Injection d'eau tiède; canule à demeure.

Aucun changement ne se produisit, la fièvre même augmenta; le lendemain, très-grande prostration.

Le troisième jour, mêmes symptômes : la toux est plus fréquente. Pendant tout ce temps le malade délire.

Ces accidents continuent jusqu'au sixième jour, puis le délire cesse, l'état général est moins mauvais, la fièvre tombe du huitième au dixième jour. Dès ce moment, le pus s'échappe facilement et la convalescence commence.

Un fait analogue, où les accidents furent cependant et moins accusés et moins prolongés à la suite de l'empyème, est rapporté par Valentin; il s'agissait également d'une pleurésie traumatique.

Il serait injuste de mettre sur le compte de l'opération des phénomènes consécutifs qui appartiennent à une complication. Dans les cas cités, déjà les accidents de l'infection putride existaient, ou bien de l'air pénétra dans la cavité et contribua, par son contact avec une collection purulente non *renouvelée*, à produire cette complication.

(1) Lagrange; Th., *loc cit.*.
(2) Reybard; *Gaz. méd.*, 23 janvier 1841.

L'époque récente de la maladie modifie-t-elle les suites immé·diates de la paracentèse?

C'est un précepte donné par tous les auteurs d'attendre pour opérer que la période aiguë soit passée, sauf urgence.

La période de sédation, c'est-à-dire l'intervalle plus ou moins prolongé qui sépare les accidents de la sécrétion du liquide de ceux qui vont résulter de la présence du pus, constitue le moment le plus favorable pour agir.

Malheureusement, le diagnostic de la purulence à ce moment est extrêmement difficile, aucun ensemble de symptômes ne permet de l'affirmer; on peut avancer qu'il n'est possible qu'à l'aide d'une ponction exploratrice. Deux considérations cependant devront laisser soupçonner la nature purulente de l'épanchement : d'une part, l'absence de résorption chez un malade jeune; et d'autre part, l'étiologie de la pleurésie. On sait en effet combien fréquentes sont les pleurésies purulentes causées par les fièvres éruptives, les fièvres graves et l'état puerpéral.

Les cas ne sont pas rares cependant où la thoracentèse a dû être pratiquée d'urgence pour des épanchements de date récente. Le plus souvent alors, le liquide est séreux, tout au plus présente-t-il dans certains cas une teinte louche, opalescente. Cette circon·stance,—M. Moutard-Martin a insisté sur ce point,—ne doit pas en imposer et faire à imputer à la thoracentèse l'état purulent du liquide que vont donner de nouvelles ponctions : ce n'est pas une transformation de l'épanchement qui a eu lieu dans ces cas; l'évolution de la maladie était seulement incomplète à la première ponction, et s'est achevée dans l'intervalle qui la sépare de la seconde.

Suivant certains auteurs, il n'y a pas, à proprement parler, de pleurésie purulente d'emblée.

« Les cellules du pus naissent aux dépens des éléments de la plèvre (cellules épithéliales et conjonctives), et malgré la rapidité fabuleuse de leur développement, il doit se passer quelque temps (six à huit jours), avant que la cavité pleurale soit remplie de pus franc, tandis qu'un épanchement séreux a besoin de beaucoup moins de temps pour se produire.

« On peut donc admettre que jamais l'exsudat pleurétique n'est franchement purulent d'emblée; mais que peu à peu les éléments celluleux qui s'y adjoignent lui donnent une teinte louche, puis opaline, puis lactescente ; que sa consistance en est augmentée, et qu'ainsi se forme l'empyème.

« Néanmoins cette modification complète n'est pas constante ; la transsudation liquide séro-fibrineuse peut augmenter en proportion suffisante pour que, malgré l'adjonction de cellules de pus, le liquide ne présente pendant un temps fort long aucune modification (1). »

L'épanchement après l'opération peut se reproduire surtout dans ces cas de pleurésie récente, avec une rapidité excessive ; son abondance a même pu entraîner des accidents immédiats mortels d'asphyxie. (Lacaze-Duthiers, Blumenthal, page 84.)

Dans le cas de Malle (2) la mort survint la nuit de l'opération ; il y avait 6 litres de liquide nouvellement épanché.

Un fait analogue de mort dans les vingt-quatre heures, par reproduction rapide et excessive de l'épanchement, est cité dans la thèse de M. Verliac (3).

Les pleurésies purulentes, dans lesquelles ce danger est à redouter, sont celles où le kyste pseudo-pleural est encore dépourvu de résistance. Il n'offre pas alors, comme il offrira plus tard, une force suffisante pour limiter la pression du liquide sur les organes voisins ; en outre, la sécrétion est plus active, alors que l'organisation des parois, incomplète encore, est en voie de s'opérer. Il résulte qu'une pleurésie encore récente exposera plus à cet accident qu'une pleurésie ancienne, et cela d'autant plus que les accidents phlegmasiques existeront encore à un haut degré, lors de la ponction.

En résumé, il ressort de notre étude, que la crainte d'accidents graves, à la suite de l'opération, n'est pas justifiée par les faits. De là découle cette conclusion importante : le médecin doit toujours avoir recours à l'opération, si elle semble susceptible d'apporter même un simple soulagement au malade.

---

(1) Th. Billroth ; art. *Thoracentèse*, p. 149-159 ; 3ᵉ vol., 2ᵉ partie, 1ʳᵉ liv., 1865, Nous devons la traduction de ce passage à notre excellent collègue et ami, M. Berger.

(2) Malle ; *Bull. de l'Acad. roy. de méd.*, p. 415, 15 mars 1837.

(3) Verliac ; *loc. cit.*, p. 100.

CHAPITRE II.

DES RÉSULTATS CONSÉCUTIFS DE L'ÉVACUATION DU PUS.

Nous avons déjà remarqué que, parmi les médecins, les uns cherchaient l'occlusion de la plaie faite à la poitrine, les autres la maintenaient béante, avec libre écoulement du pus.

Les résultats de ces deux modes de traitement sont assez différents pour mériter d'être étudiés séparément, en deux articles.

ARTICLE Ier.

Résultats consécutifs des ponctions simples et des ponctions successives.

Il existe un nombre de cas, très-limité du reste, où une seule ponction a pu suffire à la guérison; et même quelques médecins se sont bornés méthodiquement à une ponction simple et unique, recherchant ainsi une oblitération rapide, très-exceptionnelle en réalité. Enfin, et ce fait est plus fréquent, il arrive qu'à la suite d'une seule ponction, il s'établit une fistule d'emblée; ou bien la plaie se referme, et à la place même qu'elle occupe, ou aux environs de la cicatrice, se forme une tumeur qui s'ouvre spontanément et donne également lieu à un trajet fistuleux; sinon, de nouvelles ponctions sont nécessaires.

Quoi qu'il en soit, le but essentiel de la méthode est de favoriser la diminution graduelle de la cavité purulente, tout en permettant au liquide épanché de se modifier, de devenir de plus en plus séreux, de moins en moins purulent.

« Si, après une première ponction, dit M. Moutard-Martin (1), vous retirez la canule, en abandonnant la cavité à elle-même,

____

(1) *Loc. cit.*, p. 8.

souvent celle-ci se rétrécit, il se fait des adhérences, l'épanchement qui se reproduit est moins considérable que le premier.
La seconde ponction donne des résultats analogues, et ainsi de
suite.

Enfin, il s'établit une fistule sinueuse permettant bien la sortie
du pus, mais s'opposant à l'entrée de l'air, et, après un temps
plus ou moins long, la guérison peut s'opérer...

L'empyème, lui, met au contact de l'air une surface assez considérable et suppurante ; il s'ensuit des phénomènes de putridité,
d'altération du pus, la fétidité se manifeste au bout de quelques
jours, malgré les injections détersives, et, le plus souvent, la terminaison est funeste.»

Ainsi comprise, cette doctrine devait faire oublier l'empyème :
les résultats que la canule de Reybard avait procurés dans les
épanchements séreux, portaient tout naturellement à généraliser
son emploi à tous les épanchements de la poitrine.

C'est aujourd'hui la méthode la plus suivie pour les épanchements purulents. Trousseau, Aran, Legroux, Landouzy, M. Moutard-Martin, l'ont acceptée et développée (1). M. Siredey, plus
récemment, dans un remarquable travail, s'en montre aussi partisan (2).

« La thoracentèse, dit M. Siredey, doit seule être faite, à cause
de l'entrée de l'air ; ici, en effet, elle est plus à redouter que jamais ; car elle peut convertir un épanchement purulent simple
en épanchement putride. »

Cette seule considération suffirait donc à exclure l'empyème ?

« Par des ponctions successives, on arrivera peut-être à diminuer la purulence et à transformer l'épanchement en épanchement
séreux. »

L'observation justifie-t-elle ces propositions ? Quels résultats a
donnés cette méthode ?

Si la plaie est fermée et reste telle, il peut se produire des
effets différents, susceptibles de se diviser en trois catégories :

(1) Lire le rapport de M. Marrotte, à la Soc. méd. des hôp. *Bull.* de cette
Société et *Arch.*, 1854, t. I, p. 451.

(2) *Arch. gén. de méd.*, 1864, t. II, p. 276

A. La guérison en est la conséquence rapide. *B*. De nouvelles éliminations de pus vont devenir nécessaires. *C*. Il persiste une fistule.

A. La guérison suit rapidement la ponction.

Nous avons recueilli seulement quelques exemples de cette heureuse terminaison dans les nombreuses observations que nous avons mises à contribution.

Obs. Le malade de M. Aran avait 24 ans, et, circonstance remarquable, la pleurésie datait de quinze à dix-huit mois. Elle était survenue au déclin d'une scarlatine.

La thoracenthèse donna deux litres de pus bien lié, et fut suivie d'une injection iodée, qu'on laissa entièrement dans la cavité.

L'opération fut rendue douloureuse par des quintes de toux répétées.

A la suite, quelques symptômes d'iodisme. Immédiatement après l'opération, le cœur revient à sa place, le foie et la rate de même; la respiration s'entend partout du côté malade, mais faible et mêlée à des râles crépitants.

Le soir, il y eut un peu de frisson avec moiteur; la nuit fut bonne.

Le lendemain, le pouls est large, la face animée, appétit; respiration parfaitement libre.

Pas de reproduction du liquide. Guérison radicale, avec rétraction très-notable de ce côté de la poitrine (1).

Deux cas de cette heureuse et rapide terminaison sont rapportés par M. Marcowitz. Dans le premier, c'est un sujet de 30 ans dont l'épanchement, situé à droite, remontait à vingt jours.

La thoracentèse fait écouler deux litres de sérosité purulente. La guérison était complète quinze jours après (2).

Le second cas a trait à une pleurésie survenue chez un enfant de de 4 ans et demi. L'épanchement date de deux mois et siége à droite.

(1) Aran; *Bull. de l'hô sp.*, 1853.
(2) Marcowitz; *loc.cit.*, obs. 15.

La thoracentèse donne un litre de pus. Les jours suivants, l'épanchement parut augmenter, puis il y eut résorption rapide, la guérison se maintint.

L'observation suivante montre la guérison obtenue après deux ponctions (1).

Obs. M. Matice pratique la thoracentèse chez un pleurétique, malade depuis 4 mois : issue d'un verre de pus verdâtre. Un mois plus tard, la reproduction du liquide exige une seconde thoracentèse. Injection d'eau tiède dans la cavité pleurale.

« Un peu de liquide se reproduisit, mais l'amélioration fut rapide. »

Plus d'un an après, ce malade ne conserve qu'un rétrécissement du côté gauche ; le murmure respiratoire s'y entend bien malgré une résonnance thoracique un peu moindre que de l'autre côté (2).

A ces cas, nous en ajouterons un tout récent, encore inédit, qui appartient à M. Marrotte : la guérison survint aussi après une seule ponction.

Ces faits, les seuls que nous connaissions, rappellent les beaux résultats obtenus dans les épanchements séreux ; leur rareté même indique qu'on ne saurait cependant fonder sur cette base d'observation une méthode thérapeutique générale, surtout quand on se reporte aux faits sans nombre où les choses se sont passées tout autrement.

Il est à remarquer au surplus, que dans plusieurs de ces cas, l'épanchement était séro-purulent, et, que, sauf le fait de M. Aran, les plourésies étaient de date assez récente.

Une autre considération fournie par l'ensemble de ces quelques faits, c'est que, à part un seul, où la thoracentèse fut faite deux fois, tous les autres guérirent après une ponction unique.

M. Beau, dans ses cliniques, avançait qu'une collection purulente, qui avait récidivé après une première thoracentèse, récidivait fatalement après une seconde. Cette opinion, on le voit, se rapprochait beaucoup de la vérité.

(1) Marcowitz ; *loc. cit.*, obs. 18.
(2) De Manny ; Thèse de Paris, 1867, p. 75.

B. — DE NOUVELLES ÉLIMINATIONS DE PUS DEVIENNENT NÉCESSAIRES.

A côté de ces résultats exceptionnels, obtenus par une seule ponction, quelles sont les conséquences ordinaires des ponctions suivies d'occlusion de la plaie ?

Les guérisons sans fistule doivent être rares, puisque nous n'en avons pu découvrir qu'un seul exemple (1).

Obs. La maladie datait d'un an, le sujet était âgé de 34 ans. Les six premières thoracentèses donnèrent issue à du liquide séreux, puis il devint purulent. La guérison fut obtenue après quinze ponctions, faites dans l'espace d'un an au moins. Six mois après la dernière ponction, le résultat s'était maintenu.

Très-habituellement, l'épanchement se reproduit indéfiniment.

Le soulagement du premier moment est plus ou moins durable; il oscille dans des limites assez étendues. On peut, sans être taxé d'exagération, fixer son maximum de durée à quinze jours, a part quelques cas dont nous parlerons. En revanche assez souvent au bout de trente-six heures, vingt-quatre heures, parfois moins encore, l'amélioration est déjà compromise. S'il fallait indiquer la moyenne la plus commune, il serait permis d'avancer que, le quatrième jour, l'oppression et les accidents fébriles reparaissent.

Ce fait n'a certes rien de surprenant, si l'on réfléchit, d'un côté, au vide thoracique qui, dans la plupart des cas, ne peut se combler, puisque le poumon refoulé reste fixé par les fausses membranes, et que les parois résistent de tout côté; si l'on considère, d'autre part, l'afflux du sang qui doit produire une sécrétion abondante à la surface des parois.

Pour mettre plus d'ordre dans cette étude, nous allons séparer des autres les cas où la ponction n'a été faite qu'une fois, deux au plus, le médecin ayant laissé ensuite la maladie suivre sa marche naturelle, assez souvent par l'obstination du malade à refuser une nouvelle opération.

____

(1) Hughes; *Arch.*, 1848, t. III, p. 479.

Obs, Sur un enfant de 2 ans et demi, chez lequel l'asphyxie est imminente, il sort par la canule 420 grammes de liquide séro-purulent. Dix minutes après, l'amélioration est sensible, l'anxiété et la suffocation ont cessé (50 respir.; 132 puls.;)

Pendant quatre jours, le mieux continue, les respirations tombent à 44 par minute, le pouls à 120; l'état général est satisfaisant.

Le sixième jour, mauvaise humeur, agitation, respiration plus anxieuse, la matité a remonté.

Mort le neuvième jour de l'opération. L'autopsie montre 300 gr. de liquide dans la plèvre (1).

Obs. Une femme de 23 ans, chez laquelle une pleurésie puer-pérale était devenue chronique, présente des accidents de suffoca-tion : oppression très-vive, pouls filiforme, côté gauche de la poitrine infiltré, etc.

La ponction donne un pus épais, visqueux, verdâtre, d'une grande fétidité : soulagement à la suite.

La suffocation se montre de nouveau quelques jours après, et nécessite une seconde ponction, faite avec les mêmes résultats.

Un mois après, mort dans le marasme le plus complet.

A l'autopsie, la cavité pleurale gauche est remplie de pus épais; on ne trouve nulle part de tubercules (2).

Cette observation nous fournit l'occasion d'insister sur deux points. Le pus était fétide avant que l'on pût en accuser l'influence de l'air. Ce phénomène qui n'est pas rare dans les collections pleu-rales purulentes non ouvertes, et sans fistule bronchique, relève de la pathologie générale des abcès placés au voisinage des organes contenant des fluides gazeux, des organes respiratoires et abdomi-naux. Aussi le voit-on se produire dans des collections purulentes des parois de la poitrine sans relation avec la plèvre, comme nous avons pu l'observer dernièrement encore dans le service de notre honoré maître, M. le professeur Laugier. Ce fait est important en clinique, et spécialement dans le cas qui nous occupe. M. Le-

(1) Archambault; *Arch.*, 1853, t. II, p. 102.
(2) Cruveilhier; *loc. cit.*

plat (1) a réuni un certain nombre d'observations où des collections de pus se sont formées dans les parois thoraciques pendant le cours de la pleurésie, sans communication avec la plèvre. Depuis longtemps M. Cruveilhier et d'autres avaient signalé ce fait, et l'on conçoit la possibilité d'une erreur, surtout si la fétidité du liquide vient encore appuyer l'idée d'une communication avec la plèvre.

Cette altération du pus d'emblée en quelque sorte, est bien moins commune cependant qu'à la suite d'une première ponction, même pratiquée avec tous les soins possibles pour empêcher la pénétration de l'air.

Une autre remarque à propos de cette dernière observation : il n'y avait pas de tubercules. La question des tubercules dans la pleurésie purulente est assez importante pour que nous la traitions d'une façon spéciale dans le cours de cette étude : nous y reviendrons plus bas. Disons par anticipation que leur fréquence comme cause ou complication de cette maladie, paraît avoir été exagérée.

A ce propos, il nous a paru ressortir de nos observations un fait clinique assez général pour fixer l'attention : c'est la conservation de l'appétit, même dans les dernières périodes de la maladie. Cela n'a rien de surprenant puisque, une fois la poussée inflammatoire du début passée, la maladie est devenue purement locale. M. Barthez insiste sur ce point à propos du diagnostic, souvent indécis, de la phthisie pulmonaire et de la pleurésie purulente, à la période d'hecticité. Dans la phthisie, dit cet éminent clinicien, on voit les petits malades engloutir des quantités considérables d'aliments, sans que l'état général se modifie, et alors même qu'il n'existe pas de diarrhée. Il n'en est pas de même dans la pleurésie purulente : le malade se soutient mieux, l'assimilation n'est plus en pure perte et l'amaigrissement, s'il n'y a pas de complications, ne fait pas des progrès très-rapides (2).

Il est facile de se rendre compte de l'importance de cette donnée, quand on songe à l'énorme spoliation de matériaux nutritifs

(1) Leplat; *Arch.*
(2) Verliac; *loc. cit.*, p. 80.

que la suppuration prolongée répétée va faire subir à l'économie déjà affaiblie et détériorée.

Après ces réflexions qui nous ont été inspirées par les observations citées plus haut, nous allons poursuivre l'étude des phénomènes consécutifs aux ponctions. Voici l'analyse de quelques autres observations dans lesquelles nous puiserons de nouveaux enseignements :

Obs. Un enfant de 4 ans et demi, un mois et demi environ après le début de l'épanchement, subit la thoracentèse ; un flot de pus verdâtre, épais, inodore, s'écoule par la canule.

Le soulagement fut de courte durée, le malade succomba dix jours après.

A l'autopsie, toute la cavité de la plèvre est remplie de pus mêlé à des fausses membranes. Le poumon est réduit à une lame mince, etc. (1).

Obs. A la suite d'une scarlatine, compliquée d'anasarque, survient une pleurésie, à gauche.

En quelques jours, orthopnée, face cyanosée, livide, infiltration œdémateuse de la paroi thoracique, extrémités refroidies, parole entrecoupée, pouls petit et rapide, cœur à droite du sternum, dilatation du côté, diarrhée, etc.

La thoracentèse donne 1 litre de pus, le cœur revient en place.

Amélioration, l'œdème général diminue avec les autres symptômes.

Au bout de quelques jours, le cœur est sur la ligne médiane, l'affaiblissement augmente, « bien que l'appétit soit revenu » ; la diarrhée est abondante.

Mort le treizième jour de la thoracentèse. A l'autopsie, toute la plèvre est remplie de pus ; tubercules (?) dans les ganglions bronchiques seulement (2).

N'est-il pas logique d'attribuer à la seule présence du pus des accidents qui disparaissent après son évacuation, et reviennent si manifestement avec la reproduction de l'accumulation purulente ?

(1) Marcowitz, p. 42.
(2) Trousseau ; Clin., t. I, 2ᵉ édit., p. 648.

Obs. Au onzième jour de l'accouchement, une femme contracte une pleurésie à gauche.

La ponction devient bientôt urgente, au neuvième jour du début des accidents.

On retire un liquide louche « ressemblant à du bouillon épais et trouble. » Quelques jours se passent, l'épanchement se reproduit.

Deux semaines environ après la ponction, elle se rouvre, en donnant issue à une grande quantité de pus fétide. Mort rapide.

La cavité pleurale est trouvée remplie de gaz et de pus fétide, il existait de plus une pleurésie interlobaire (1).

Ici encore on voit la fétidité du pus et les accidents de la fièvre putride suivre une ponction, faite avec la canule à baudruche, sans nulle pénétration de l'air pendant l'opération.

L'expulsion spontanée du liquide observée dans le cas précédent, à la période ultime, quelques heures avant la mort, se rencontre dans plusieurs autres traités par les mêmes moyens.

Le mémoire de Faure contient sept cas, où la pleurésie fut ainsi traitée; il y eut six morts, et le seul qui guérit se compliqua d'une fistule; ressource providentielle dans ces circonstances.

Les faits de même nature abondent du reste dans les auteurs; tous ont produit les mêmes conséquences, nous croyons donc superflu de multiplier ici les citations (2).

Aujourd'hui, cette manière d'agir n'est plus acceptée; et le médecin recourt à de nouvelles ponctions toutes les fois que les accidents le réclament d'urgence.

Nous ne citerons ici que deux faits. La suite de cette étude devant nous en montrer un grand nombre d'analogues.

Obs. Après un accouchement laborieux, une femme de 25 ans

(1) Trousseau; *loc. cit.*, p. 647.
(1) Lire sur ce sujet :
Bégin ; Dictionn. en 30 vol., art., *Empyème*. Obs. de Piogey, *thèse* Lacaze-Duthiers, p. 41. Lacaze-Duthiers; *loc. cit.*, p. 67. Brotherston ; *Arch.*, 1853, t. II, p. 331. Vignes ; *loc. cit.*, p. 49. Meunier ; Thèse de Paris, 1861, p. 86.

est atteinte d'un épanchement purulent, à droite, le huitième jour.

Première ponction (1500 grammes de sérosité trouble).

Soulagement immédiat. Deux jours après, retour des accidents. Seconde ponction : deux litres de liquide verdâtre ; trois jours plus tard, même état d'asphyxie ; troisième ponction : deux litres de pus épais et très-fétide.

Le délire préexistant continue ; quatre jours après la dernière thoracentèse, la malade succombe.

La plèvre contenait du liquide et des gaz fétides (1).

Les partisans des ponctions successives espèrent obtenir une transformation de la sécrétion purulente en séro-purulente, et définitivement en sérosité franche.

Dans le cas précédent, nous assistons à une transformation absolument inverse ; d'abord à l'état de sérosité trouble, le liquide se convertit en pus, et celui-ci à la seconde ponction est de plus altéré. Il importe cependant d'observer que dans ce cas, l'épanchement était à la période aiguë, et dans les conditions les plus défectueuses pour la guérison. L'observation suivante est bien plus probante à ce point de vue.

Obs. Un jeune homme d'une constitution robuste contracte une pleurésie. Au bout d'un mois, l'épanchement provoque de la suffocation.

Ponction : un litre et demi de sérosité lactescente avec flocons albumineux. Six jours après, seconde ponction, suivie de plusieurs autres, pour ainsi dire de suite ; chacune donne de un litre et demi à deux litres de liquide de plus en plus purulent.

Le malade meurt un mois après la première ponction (2).

Dupuytren fit en un an soixante-treize ouvertures chez un malade qui finit par succomber.

A la suite des ponctions, il peut cependant se passer une autre série de phénomènes aboutissant à une période assez prolongée de rémission des accidents graves. Ces périodes de rémission sont analogues à celles qu'il est normal de rencontrer dans le cours de la pleurésie chronique, alternant avec des exacerbations. Cet état en imposerait bien à tort pour une amélioration durable.

(1) Lacaze-Duthiers, p. 26.
(2) Bégin ; *loc. cit.*

Ainsi voyons-nous, dans le travail de M. Lacaze-Duthiers, l'observation d'un homme de 22 ans, indemne de tubercules et malade depuis un an. A cette époque, l'épanchement réclame d'urgence l'opération.

La thoracentèse donne du séro-pus. Le cœur, qui battait un peu en dehors du mamelon droit « revient de deux pouces et demi en bas et de trois pouces à gauche. » La canule est laissée jusqu'au lendemain. Les forces résistent : appétit.

Cependant au bout d'un mois, l'amélioration est peu notable ; la poitrine commence à subir un retrait.

En résumé, la pleurésie chronique a été amendée provisoirement ; elle suit ensuite la marche naturelle qu'elle a parcourue déjà pendant un an. L'épanchement est en quelque sorte latent, et non guéri.

Ces faits sont d'ailleurs moins communs (1) que ceux de répétition rapide des accidents après la ponction.

C. Fistule consécutive à ce traitement.

L'ouverture spontanée et la persistance de l'ouverture après l'opération, sont des circonstances heureuses ; elles ont amené bien des guérisons.

Il en est de même du cas où le médecin, voyant que l'amélioration est éphémère, après deux, trois ponctions, se résout à maintenir l'orifice béant et l'écoulement libre.

Obs. M. Tessier (de Lyon) fait la thoracentèse chez un soldat de 36 ans, au second mois de la maladie.

Cet homme est réduit en ce moment à un état de cachexie avancée : abattement, exacerbations fébriles vespérales, sueur nocturnes, toux, aucun signe physique de tubercules.

Des syncopes répétées et la cyanose décident à la thoracentèse, que l'on fait suivre de deux litres d'injection iodée.

La plaie reste fistuleuse et suppure pendant deux mois, puis se cicatrise.

La guérison est complète à cette époque (2).

---

(1) Teissier et Récamier ; *Gaz. des hôp.*, 1842.
(2) Vignes ; p. 50.

Obs. 32 ans, épanchemènt à droite datant de onze mois; dyspnée intense à cette époque, débilité extrême.

Thoracentèse : pus épais et fétide. Sédation des accidents qui renaissent au bout de quatre jours et sont même aggravés.

Au voisinage de la ponction se montre une tumeur qui s'abcède au neuvième jour de l'opération, en donnant issue à 800 grammes environ de liquide analogue au précédent.

Injections iodées. Le pus diminue graduellement, l'écoulement devient citrin.

Au troisième mois, guérison, avec un rétrécissement considérable de la poitrine (1).

Dans l'observation suivante, il est possible de juger l'effet de l'écoulement libre sur un épanchement traité antérieurement par les ponctions successives.

Obs. 8 ans et demi; épanchement de trois mois, à droite.

Cinq thoracentèses sont pratiquées en un mois, de six en six jours à peu près; après la quatrième, « l'introduction de l'air, dit l'auteur, causa un abcès qui s'ouvrit. »

A la cinquième, on place une canule à demeure, et chaque jour on pratique des injections chlorurées.

La canule reste six semaines, puis la plaie se ferme.

Dès lors la fièvre reparaît; l'enfant maigrit.

Un mois et demi après la cicatrisation, la suppuration se fait jour spontanément. On replace la canule en réitérant les injections. En quinze jours, le liquide devient séreux, diminue jusqu'à ne plus fournir que quelques gouttes; en même temps, la sonorité reparaît partout, sauf dans le voisinage de la plaie. La sixième semaine de l'ouverture spontanée, la canule ne peut être contenue dans la cavité pleurale. La fistule se cicatrise.

L'état général est excellent, et la difformité diminue rapidement (2).

Où sont les accidents putrides dans ce cas? et cependant il y a une canule à demeure, ouverte à chaque pansement, rigide et par conséquent permettant à l'air de pénétrer facilement dans la cavité pleurétique. Les mêmes phénomènes se produisent dans les observations suivantes.

---

(1) Massiani ; Thèse de Strasbourg, 1851.
(2) Obs. de Lallemand; *thèse* Marcowitz, obs. 19.

Obs. Un enfant de 9 ans prend une pleurésie, dans la convalescence d'une rougeole. Au vingt-cinquième jour, thoracentèse : 600 grammes de pus bien lié; le cœur revient en place ; respiration libre.

Ce mieux dure dix à quinze jours. Un mois plus tard, les accidents reparaissent avec une effrayante gravité, et malgré une rémission de quelques jours, pendant lesquels la poitrine s'aplatit, la thoracentèse devient urgente, à deux mois de date de la première ponction ; 300 grammes de pus phlegmoneux.

Soulagement immédiat, sans modification d'ailleurs, des signes physiques. Dix jours après, tumeur fluctuante au-dessus de la piqûre cicatrisée. On l'ouvre.

Pendant deux mois et demi, il persiste une fistule qui donne passage à du pus très-lié, puis séreux, dont la quantité diminue progressivement. La santé générale revient; au bout de deux mois, le petit malade se promène et joue.

Trois mois plus tard, la déformation avait disparu ; excellente santé... (1).

... *Obs.* 27 ans, malade depuis onze semaines. La thoracentèse retire un litre de pus crémeux, inodore ; cinq jours après, seconde thoracentèse; après quatre jours encore, nouvelle ponction. Une canule de Reybard est alors laissée à demeure pendant quarante-huit heures; puis on la remplace par une mèche; *l'air pénètre facilement.* On fait quelques injections iodées. En quinze jours, la guérison est complète (2).

L'un des faits les plus remarquables, parmi ceux que nous étudions, est rapporté par Legroux (3).

Obs. Un enfant de 6 ans et demi, à six semaines d'un épanchement, malgré une expectoration purulente abondante, est en proie à une dyspnée extrême. On fait la paracentèse (700 gr.)

Cet enfant subit 22 autres paracentèses (1 par semaine environ), dans l'espace de six mois. Quatorze fois, on fit sumultanément des injections iodées.

Vers le troisième mois, l'une d'elles fut rendue par la bouche.

La dernière ponction donna du pus fétide (500 gr.). On place alors une canule à demeure; injection avec de l'eau chlorurée.

---

(1) Trousseau ; *loc. cit.*, p. 652.
(2) Maurice, de Versailles ; *Société méd. des hôp.* ; 25 mars 1857.
(3) *Archives gén. de méd.*, t. II, p. 721 ; 1854.

Ce traitement eut de bons effets. En même temps que le pus diminue, la déformation se prononce. Après quatre mois, une mèche est substituée à la canule, et laissée six semaines en place.

Au bout de quelques mois, la santé est excellente, la respiration est revenue dans tout le côté, l'affaissement s'efface.

Ne semble-t-il pas que la transformation, cherchée à l'aide des ponctions successives, est justement réalisée au moment où celles-ci font place au libre écoulement du pus (1) ?

En résumant l'ensemble de tous ces faits, nous en tirerons les conclusions pratiques qui suivent :

1° Quelques épanchements purulents, simplement évacués, ont été guéris.

2° Une seule fois, une injection iodée, laissée à demeure dans un épanchement ancien, en a amené la guérison (Aran).

3° Il est possible d'espérer, mais cela dans des cas très-exceptionnels, que les ponctions successives répétées pourront par elles-mêmes amener un résultat définitif satisfaisant.

4° Dans l'immense majorité des cas, ces ponctions sont insuffisantes et retardent inutilement la terminaison de la maladie, attendu qu'elles n'empêchent nullement la reproduction de l'épanchement, et que celui-ci une fois reformé, s'oppose à la rétraction des parois du kyste pseudo-pleural.

5° Enfin, l'introduction, à la suite d'une ponction d'une certaine quantité d'air dans un kyste purulent dont le contenu ne se renouvelle point, favorise l'altération du pus et peut provoquer des accidents d'infection putride.

Ce n'est qu'au prix d'une ouverture spontanée, ou artificielle et persistante, qu'il est possible d'obtenir une heureuse terminaison.

Ce fait d'observation doit être formulé en précepte général et servir à établir une seconde méthode de traitement, celle de *l'écoulement continu,* dont il nous reste à nous occuper.

---

(1) Cruveilhier ; *Bulletin de l'Acad. roy. de méd.*, t. I ; 1837. Stanski ; *Journal l'E·culape,* 8 novembre 1840. Delpech ; *loc. cit.* Morand ; *loc. cit.* Wells ; *Archives gén. de méd.*, t. I ; 1853. Faure ; *loc. cit.* Boinet ; *Archives gén. de méd.*, t. I, p. 527. Brotherston ; *Archives gén. de méd.*, t. II, p. 332 ; 1853. Cazis de Lapeyrouse ; Thèse de Paris, 1863. Barthez ; *Union méa.*, p. 181 ; 1855. Landouzy ; *Archives gén. de méd.*, t. II, p. 524-692 ; 1856.

Article II.

Résultats de l'écoulement continu jusqu'à la rétraction complète des parois de la cavité pleurale.

Cette méthode, ancienne comme la tradition médicale, semble avoir été employée souvent par Hippocrate, qui en trace les règles détaillées, en parlant à la fois de l'incision par l'instrument tranchant et par le feu, et de la térébration des côtes.

Elle est arrivée jusqu'à notre époque, sans modification opératoire bien importante, après avoir été recommandée par les uns, sévèrement blâmée par les autres.

On sait les succès qu'elle donna à Morand, à Ledran et à beaucoup d'autres (1).

La thèse de M. Sédillot contient un très-grand nombre d'observations ; nous avons largement puisé à cette source. Presque toutes ont trait à des pleurésies purulentes traitées par l'empyème, à part celles qui sont dues à Boyer, Delpech et Bégin.

Reybard pratiqua plusieurs fois l'empyème avec succès. Son procédé, que Dupuytren avait déjà signalé, sans l'employer, fut appliqué pour la première fois dans un cas d'empyème. Il fut peu utile, puisque Reybard y renonça au bout de quelques jours, et s'en tint à l'ancienne méthode.

La possibilité de prévenir l'entrée de l'air grâce aux appareils nouvellement proposés par Schuck, Stanski, Récamier, Dupuytren, Reybard, et enfin par M. J. Guérin, inspira la nouvelle méthode que nous avons étudiée dans le chapitre précédent. Il est vrai toutefois qu'elle était déjà en usage depuis longtemps, puisque Boyer, Delpech l'employaient et la recommandaient ; mais ce ne fut guère que plus tard, après l'enseignement de

(1) Voy. Sédillot ; *loc. cit.*

Dupuytren, et surtout après l'application heureuse du système de Reybard aux épanchements séreux, que l'on vit ce mode de traitement se généraliser et gagner du terrain.

Cependant la thèse de M. Sédillot (1841) avait montré, d'un côté, que la crainte de voir l'air pénétrer dans la cavité de l'épanchement avait préoccupé les praticiens d'une façon exagérée, — et d'un autre côté, que, seule, la méthode de l'empyème avait donné des résultats satisfaisants. — M. Gendrin avait également apporté l'appui de son autorité et de son expérience clinique pour éclairer ce sujet. On sait les résultats négatifs que lui avait donnés la ponction simple; aussi cet auteur arriva à cette conclusion, « que la putridité est bien plus le fait de la stagnation du pus que de la présence de l'air » (1).

Comme les observations s'étaient multipliées dans la science, et qu'elles permettaient d'apprécier à un point de vue clinique cette question compliquée, il dut en résulter des travaux s'appuyant sur cette base, la plus solide de toutes.

C'est ce que fit M. Woillez dans un travail portant sur trente-trois cas de thoracentèse dans le pyothorax; ces cas donnaient 19 guérisons et 14 morts.

Or, les dix-neuf guérisons ont précisément ceci de très-remarquable que, à l'exception d'un seul fait d'Aran, dans lequel la ponction suivie d'une injection iodée a suffi à la guérison, jamais celle-ci n'a eu lieu, sans que l'expulsion du pus se soit faite d'une façon ou de l'autre, en dehors de l'écoulement dû immédiatement à l'opération. Tantôt l'écoulement secondaire a eu lieu par une canule à demeure, tantôt par une perforation pulmonaire, tantôt par une rupture spontanée de la cicatrice de la plaie du trocart.

Nos recherches personnelles se rapportent en tout point à ces conclusions.

Les cas dans lesquels les ponctions successives ont été tentées, puis abandonnées pour la méthode de l'écoulement continu, nous fourniront, chemin faisant, des termes de comparaisou.

(1) Siredey; *Archives gén. de méd.*, t. II, p. 276; 1864.

De même que pour l'exposé des résultats des ponctions simples, nous distinguerons ici les cas où la cicatrisation de la fistule a lieu rapidement de ceux dans lesquels la fistule et l'écoulement s'établissent pour une longue période.

Une disposition anatomique spéciale, en effet, domine toute l'histoire de l'épanchement, c'est celle du *kyste pseudo-pleural* (Delpech), de la poche pseudo-membraneuse qui entoure le poumon et empêche son expansion après l'évacuation de l'épanchement. Ce fait différencie absolument la physiologie pathologique des épanchements purulents, même récents, de celle des épanchements séreux opérés par la thoracentèse. Ce n'est qu'au bout d'un temps bien plus long que ces derniers s'accompagnent de ces produits pseudo-membraneux organisés et très-résistants, qui emprisonnent en quelque sorte le poumon.

Toutefois, même avec la pleurésie purulente, il se présente des cas où la fausse membrane, peu résistante encore, cède dès l'abord à l'expansion vésiculaire. Laënnec pensait même que la couche pseudo-membraneuse était le plus habituellement peu épaisse et peu consistante dans l'empyème. La cavité pathologique se trouve dans ces conditions, sinon supprimée par le poumon qui se dilate, au moins sensiblement diminuée. Les organes voisins aidant par leur rapprochement réciproque, les lames pariétale et viscérale de la plèvre peuvent se rencontrer, contracter assez rapidement des adhérences entre elles et amener ainsi un prompt résultat.

1° Cicatrisation rapide de la fistule, après adhérences pleurales.

Cette cicatrisation rapide est relativement rare; les observations que nous analysons ont trait presque exclusivement à de jeunes sujets.

Obs. 25 ans, épanchement à gauche. On incise une tumeur molle, fluctuante, située au lieu d'élection au-dessous du sein gauche. Elle donne deux litres de séro-pus. Mèche dans la plaie.

Pendant cinq jours, chaque pansement donne lieu à un écoulement de pus, qui se supprime le sixième jour par adhérence momentanée.

Dès le lendemain, cette adhérence est détruite : il s'était déjà accumulé un litre de pus horriblement fétide.

Injection d'eau tiède.

Nouvelle adhérence au niveau de la fistule, nouvelles conséquences.

Injections au chlorure de chaux. La capacité du foyer diminue chaque jour, et en deux mois, la cicatrisation était opérée.

Plus d'un an après, la guérison ne s'était pas démentie, il ne persistait qu'une dépression des côtes (1).

La cicatrice, au niveau de la plaie, tend à se former en général très-facilement; ce fait est noté dans plusieurs observations, même quand il existe une plaie largement ouverte, dans les cas, par exemple, où l'élimination d'une côte cariée a donné lieu à une ouverture énorme au début.

M. Sédillot a été frappé des bons résultats habituels que donne l'ouverture spontanée ou artificielle de ces tumeurs. (Empyème de nécessité des anciens.)

Ce fait d'observation, qu'il n'explique pas, doit être regardé, dit cet auteur, comme une circonstance d'un favorable augure pour le résultat final.

(1) Boudan ; *Bulletin de l'Acad. de méd.*, t. 15, p. 303.

M. Cruveilhier avait déjà émis l'idée que l'ouverture spontanée à travers la paroi thoracique est plus heureuse que l'ouverture artificielle.

Or, on sait que cette ouverture spontanée a souvent lieu au niveau du troisième et quatrième espaces intercostaux, en avant, près du sternum.

Cet auteur, se fondant sur cette donnée clinique, propose, dans les cas où l'opération est néce̓ssaire, d'imiter la nature en choisissant de préférence précisément ce point du thorax où se montrent les tumeurs.

Les auteurs désignent, on le sait, l'opération pratiquée sur ces saillies fluctuantes, sous le nom d'empyème de nécessité.

L'opération en ce point permet d'éviter sûrement les erreurs qui tiennent à des adhérences anormales du diaphragme ou du poumon à la paroi thoracique. Ces dispositions anatomiques, que le médecin ne saurait, prévoir, ont eu plusieurs fois pour conséquences, soit d'arrêter l'opération, soit de laisser pénétrer l'instrument à travers le diaphragme dans la cavité abdominale.

Le précepte sur lequel insiste M. Cruveilhier est donc applicable à tous les cas où une saillie se montre à l'extérieur. Il permet, s'il en est besoin plus tard, de faire une ouverture de dedans en dehors sans s'exposer aux erreurs dont nous venons de parler.

Tout est subordonné en effet à l'écoulement du pus, bien plus qu'à l'ouverture de tel ou tel espace intercostal. Toute entrave à cet écoulement devient une source de nouveaux accidents ; les observations sont unanimes à le prouver.

Obs. Un mois après une ponction chez un enfant de 4 ans et demi, l'épanchement, complétement reproduit, cause une fièvre et des accidents plus intenses même qu'avant l'opération.

La plaie primitive est largement ouverte, le liquide sort à flots, il est horriblement fétide.

Injection d'eau tiède chlorurée. Des débris pseudo-membraneux sont éliminés avec le liquide séro-purulent.

Pendant six à huit jours, la plaie fournit du pus, puis simplement de la sérosité.

La quantité varie d'un jour à l'autre d'une tasse de café à une ou deux cuillerées.

Simultanément, les symptômes généraux se sont amendés, et au second mois de l'opération, il n'y a plus trace sensible de liquide dans la poitrine (1).

Obs. Un enfant de 4 mois et demi, après une scarlatine, est affecté d'épanchement à droite.

Thoracentèse. Huit jours après l'opération, tous les vêtements sont remplis de pus. La plaie se referme. Quinze jours plus tard, fluctuation au siége de la ponction: nouvelle ouverture qui reste fistuleuse pendant un mois environ.

Après quoi, le rétablissement est complet (2).

Cette tumeur apparaissant au bout de quelques jours au niveau de la plaie cicatrisée de la ponction, est aussi un fait très-fréquent (3).

Obs. Dans le cas de M. Maurice, dont nous avons déjà parlé, à la quatrième ponction on laissa la canule, et deux jours après une simple mèche. L'air pénètre, de fines bulles sortent dans les grandes inspirations.

Il survient alors de la fièvre, diarrhée; la plaie s'enflamme. Injections iodées; au bout de quinze jours, il ne sortait que de la sérosité (4).

Obs. 6 ans, la thoracentèse est faite au quinzième jour de la maladie.

Quatre jours après, le cœur bat déjà au bord gauche du sternum, l'oppression reparaît avec la fièvre (120 p.); la peau est chaude et sèche..., diarrhée rebelle à tous les traitements.

Les forces diminuent chaque jour, amaigrissement extrême, appétit nul, sueurs fréquentes et abondantes, fièvre très-vive, respiration extrèmement gênée ; mort imminente.

Il se forme à l'endroit de la piqûre une petite tumeur fluctuante, qui se gonfle dans l'inspiration, s'affaisse et se réduit en partie dans l'expiration, et donne au toucher la sensation de gaz mêlés à des liquides. Les téguments sont très-amincis.

---

(1) Marrotte; *Union méd.*, n° 44; 1852.
(2) Trousseau; *loc. cit.*
(3) Brotherston; *Archives gén. de med.*, t. II, p. 332 ; 1853.
(4) Maurice; *loc. cit.* C'est à propos de ce cas qu'eut lieu la discussion à la Société médicale des hôpitaux sur le bruit hydro-aérique, attribué par l'auteur au poumon, et qui tient au phénomène bien connu de l'ascension des viscères abdominaux avec le diaphragme. « Après la guérison, je constatai encore avec surprise du son hydro-aérique en dehors, à gauche, et cela exclusivement dans les cris. »

L'empyème est pratiqué à ce niveau, et donne près d'un litre de pus verdâtre, bien lié, non fétide.

Injection abondante d'eau, on met une mèche. Le lendemain, moins de fièvre, injection d'eau tiède ; beaucoup de pus non fétide mélangé à un peu de sang.

Amélioration de tous les symptômes ; la diarrhée seule persiste quelques jours. Le cœur revient en place. On ne constate pas d'air dans la cavité pleurale. Injections continuées.

Deux mois après l'empyème, cicatrisation de la plaie ; santé parfaite. Légère incurvation latérale, qui disparaît peu à peu (1).

Obs. Une jeune femme a contracté, il y a trois semaines, une pleurésie gauche ; le liquide séro-puruleut évacué s'est reproduit.

Huit jours après cette thoracentèse, on établit un tube à drainage. Le cœur reprend promptement sa place, le lobe supérieur du poumon se dilate, les côtes inférieures s'abaissent.

L'écoulement diminue peu à peu, et la guérison se complète avec la cicatrisation de la fistule au bout de deux mois (2).

Obs. A la suite d'une rougeole, un enfant de sept ans a une pleurésie gauche.

Thoracentèse au bout d'un mois au moins. Pendant l'opération, en même temps que le bien-être se rétablit, le son redevient plus distinct du côté malade ; moins de matité, le cœur reprend sa place.

Mèche et pansement à plat.

Convalescence en quelques semaines (3).

L'auteur de l'observation précédente cite, à la suite, deux autres cas dont les principaux traits sont analogues : écoulement continu, avec rétablissement rapide et soutenu de l'état général (4).

Obs. B..., 40 ans, vigoureux, sans aucun symptôme de tuberculisation antérieure ; épanchement à gauche.

Vers le dizième jour de la maladie, M. Siredey fait la thoracentèse (150 grammes de pus verdâtre avec des grumeaux).

<hr>

(1) Lefort ; *Union méd.*, p. 13 ; 1855.
(2) Dr Kidd ; hôp. de Combe-Lying. Th. de Hobon, p. 9.
(3) Heyfelder ; *loc. cit.*
(4) Bennet ; *Bulletin de thérap.*, 1864.

Le lendemain, l'ouverture est élargie ; elle donne passage à une grande quantité de pus.

Sonde à demeure.

La respiration s'entend jusqu'à la base.

Le surlendemain, état général excellent, facies bon, pas de fièvre. Le pus a une légère odeur. Injections.

L'amélioration se maintient ; la poitrine commence à se rétracter.

Au bout de trois semaines, on remplace la sonde par un simple tube.

Injections d'eau avec alcool, au 100ᵉ. État général excellent, la suppuration a beaucoup diminué ; deux ou trois cuillerées de pus à peine à chaque pansement.

Après deux mois la suppuration est complétement tarie ; on retire le tube, l'ouverture s'oblitère dès lors en deux jours.

La respiration s'entend partout ; il n'y a plus de matité.

Le rétrécissement thoracique, qui est d'un centimètre environ, tend déjà à disparaître (1).

La terminaison, dans ce cas, est d'autant plus heureuse que l'âge du malade permet moins au rétrécissement de se produire. Parmi les nombreuses observations de M. Sédillot, une seule a trait à un sujet de 40 ans ; dans aucun cas de guérison, les malades n'avaient dépassé cet âge. On sait, d'ailleurs, l'opinion de Larrey, qui avait avancé que, passé 30 ans, l'empyème ne devait plus être pratiqué.

Mais, de plus cette observation porte avec elle un bien autre enseignement, et en cela elle corrobore la signification des faits que nous avons cités précédemment. L'épanchement était récent ; il a été pris à temps.

C'est à cette période de sédation des accidents aigus qu'il est permis d'espérer de pareils résultats.

Ainsi, le malade de Bruni, dont l'observation se trouve citée par M. Sédillot, était âgé de 40 ans, et cependant guérit au bout de quarante jours ; mais il avait été ponctionné de bonne heure, à la sixième semaine.

(1) Lagrange ; Thèse, 1868, p. 16.

Et cependant, dans plusieurs cas de cette catégorie, le pus avait stagné assez longtemps pour acquérir de la fétidité. Mais le kyste est encore dans les mêmes conditions qu'un abcès aigu, dont les parois, après l'évacuation du contenu, se couvrent de bourgeons charnus, et tendent à contracter des adhérences entre elles, pour peu qu'elles soient assez rapprochées.

Un danger résulte même de cette tendance à l'adhésion : celle-ci peut avoir lieu seulement par places, pendant qu'en d'autres points le contact des parties est moins direct, ce qui empêche la réunion. Il se fait dès lors une cavité nouvelle, analogue à l'ancienne ; et l'on est étonné de voir subitement renaître des accidents que l'opération semblait avoir conjurés (1). Cette circonstance se produit parfois alors que la secrétion du kyste primitif semble complétement tarie.

Aucune donnée clinique ne permet d'ailleurs d'être renseigné sur le degré d'ampliation du poumon et sur la résistance des fausses membranes.

Quelles indications fournit l'anatomie pathologique?

On sait que M. Oulmont, dans ses expériences sur les lapins, a pu produire des adhérences qui résistaient à l'insufflation la plus énergique après quelques heures seulement ; tandis qu'au contraire, non-seulement l'expérimentation, mais l'observation pathologique, montrent des fausses membranes qui sont encore extensibles ou susceptibles de s'érailler dans les efforts d'insufflation au bout de plusieurs semaines de maladie.

Les lésions pulmonaires résultant de la compression, très-bien étudiées au point de vue de l'anatomie pathologique, se réduisent à la splénisation et à la carnification au début, puis à la longue, le tissu devient moelleux, flasque, se laisse étirer. Laënnec a très-bien décrit ces lésions (2).

Au point de vue histologique, il était intéressant de se rendre compte de l'état du tissu pulmonaire.

Nous devons à l'obligeance de notre collègue et excellent ami Hallopeau, la traduction d'un passage de Fœrster, où les lésions résultant de la compression sont étudiées avec soin.

(1) Fleury ; *Archives gén. de méd.*, 1838, 3e série, t. II, p. 327.
(2) Laënnec ; *loc. cit.*, t. II, p. 161.

Après avoir établi d'abord l'aplatissement des alvéoles par la compression, le contact de leur paroi, l'auteur s'exprime ainsi : « Si la compression se prolonge, les alvéoles perdent la faculté de se distendre ; le poumon ne fonctionnant plus, son volume diminue de plus en plus ; les vaisseaux s'oblitèrent, le parenchyme s'atrophie.

Au début de la compression, la partie comprimée a tous les caractères du poumon du fœtus : elle est violacée, résistante, comme charnue ; elle contient peu de sang ; elle est insufflable. Plus tard, le poumon est plus anémié, il devient plus pâle, prend une teinte grise, bleuâtre, ne se distend plus. Enfin, quand la compression est excessive et se prolonge, l'organe prend la consistance du cuir et une coloration grisâtre ; il ne renferme plus de sang. *Les alvéoles ont complétement disparu, ainsi que les fines ramifications des bronches* ; les grosses bronches sont rétrécies, et quelquefois même un mucus épaissi, d'apparence caséeuse, les remplit.

Dans certains cas, on peut observer la transformation graisseuse que subissent, avant de disparaître, les cellules épithéliales ; on voit alors des masses blanchâtres faire saillie sur la surface de section.

Quand la compression est moindre, les altérations sont moins graves : le poumon diminue de volume, devient plus dense, résiste moins bien ; mais il renferme encore de l'air, bien que les cavités alvéolaires aient diminué d'étendue, et même qu'une partie d'entre elles aient disparu (1). »

Ces recherches d'anatomie pathologique font comprendre l'évolution subie par le poumon comprimé ; mais il est malheureusement impossible d'apprécier dans chaque cas particulier l'état du tissu pulmonaire, aucun signe ne peut traduire cet état aux yeux de l'observateur.

La clinique et l'anatomie pathologique sont d'accord pour démontrer l'impossibilité de fixer une limite à la durée pendant laquelle l'expansion pulmonaire est possible après la compression ; avec cette restriction, que l'on a d'autant plus de probabilité de rencontrer cette expansion que la durée de la compression a été moindre.

---

(1) Förster, Handbuch der pathologischen anatomie, p. 240.

Mais, en dehors de ce fait important, la clinique seule en démontre un second : c'est la faculté que conserve le poumon de reprendre son volume après une compression prolongée, chez les enfants et même jusqu'à un certain âge. Cette donnée importe beaucoup au pronostic de la déformation consécutive, et non moins aux indications opératoires, l'expansion ne se manifestant que lorsque la guérison est déjà en partie obtenue.

Laënnec, qui a beaucoup insisté sur la vraie cause de la gravité de la pleurésie chronique, à savoir, la disposition des fausses membranes, se demande s'il n'y aurait pas possibilité d'arriver par l'aspiration à dilacérer, à érailler ces fausses membranes et à délivrer ainsi le poumon. Il se proposait d'appliquer la ventouse à pompe, après l'empyème, pour obtenir ce résultat (1). Cette idée irréalisable a été reprise par quelques auteurs. Il est facile de se rendre compte des inconvénients de l'aspiration sur une vaste surface, finement vascularisée ; avant d'avoir rompu la fausse membrane, on aurait certainement affaire à de graves hémorrhagies, sans parler des autres dangers.

En résumé, parmi les cas de pleurésie purulente qui ont été traités par la méthode de l'écoulement libre, il en est qui se sont terminés rapidement par des adhérences des parois du kyste pleural. Cette terminaison a été assez fréquemment observée pour légitimer des préceptes thérapeutiques et en déduire des indications opératoires.

Il résulte des faits relatés précédemment et des observations analogues existant dans la science, que, très-généralement, la pleurésie était récente en pareil cas; ce qui doit encourager à opérer le plus tôt possible, dès que les accidents aigus sont passés et que les circonstances étiologiques ou symptomatiques permettent de supposer que l'on a affaire à un épanchement de pus; non-seulement alors la compression aura moins altéré la texture du poumon, non-seulement les fausses membranes auront acquis moins de développement, mais les forces du malade seront moins compromises qu'après une longue durée de l'épanchement purulent, dont l'action incessante et prolongée finit par provoquer la fièvre hectique.

Dans toutes les observations, le pus s'est évacué facilement;

____

(1) Laënnec, p. 220.

soit que l'incision ait été large, soit qu'un tube à drainage ait favorisé l'écoulement, soit enfin que l'on ait pris la précaution de pratiquer des injections. Ces résultats démontrent en outre que l'influence mécanique de l'air, dont on a fait un argument constant contre l'opération de l'empyème (1) n'a pas été suffisante pour entraver la réunion rapide.

2° *La maladie se prolonge avec une fistule thoracique.*

Jusqu'ici nous avons constamment trouvé après l'opération un poumon expansible dans une certaine mesure, ne nécessitant des parois du kyste, du médiastin d'une part, du diaphragme et des côtes de l'autre, qu'une rétraction peu considérable pour combler le vide qu'il ne peut lui-même remplir.

Nous allons étudier actuellement des observations où la disposition anatomique est tout autre : sous certains rapports, il semble légitime de comparer ce kyste à parois résistantes à ces abcès des fosses ischio-rectales ou même du creux poplité dont les parois sont limitées de tout côté par des parties, qui ont peu ou pas de tendance à se rapprocher. Sans doute, l'évolution pathologique primitive n'a rien de commun dans ces deux cas ; mais le résultat est identique ; le poumon en effet carnifié, dense, inactif, souvent réduit à un très-petit volume, entouré par de fausses membranes de plusieurs centimètres d'épaisseur, forme la paroi qui cédera en dernier lieu.

Où est la force qui pourrait agir sur ce moignon au sein duquel sont renfermés les bronches et les vaisseaux pulmonaires comprimés et rétrécis ? Même en admettant comme prouvée la propriété rétractive très-hypothétique, dont Delpech a doué le tissu des fausses membranes organisées, par assimilation au tissu inodulaire (2), comment agirait cette force sur le poumon comprimé ? Ou bien il est encore expansible, et la rétraction du tissu pseudo-membraneux ne peut que le

---

(1) Discussion à l'Académie de méd., 1836 ; Amussat et Cruveilhier. Lacaze-Duthiers ; *loc. cit.* Barth ; Académie de méd., 1865.

(2) Oulmont ; *loc. cit.*

comprimer davantage ; ou bien il est privé de son expansibilité dans les portions attenantes au kyste pseudo-pleural, et c'est pour une bien faible partie que l'organe, réduit à de si minimes proportions, interviendra pour combler l'espace évacué.

C'est donc aux parois costales, au diaphragme et au médiastin de se déplacer, en venant à la rencontre les uns des autres; simultanément à la diminution du pus s'opère ainsi la diminution de la cavité, dont le dernier terme est l'adhérence des surfaces pleurales revêtues de leurs fausses membranes. Cette rétraction est donc providentielle dans sa formation. Là cependant n'est pas encore le terme des transformations physiologiques, qu'imprime à la configuration des parois du kiste, l'évolution de l'empyème.

Peut-être a-t-on négligé un peu trop dans l'interprétation des phénomènes consécutifs à l'issue du liquide (nous en exceptons M. Landouzy), la part d'influence qui peut appartenir dans ces phénomènes au poumon du côté sain.

Si l'on songe qu'un des poumons est supprimé en grande partie pour l'hématose, et d'autre part que l'épanchement empiète sur l'espace occupé par le second, en refoulant le médiastin avec le cœur, n'a-t-on pas lieu de s'étonner que les accidents ne soient pas généralement plus rapides ?

« N'est-ce donc rien, dit Landouzy, que de rendre le jeu au diaphragme, la liberté au cœur et l'espace au poumon sain, qui va devenir le siége d'une respiration supplémentaire ? (1) »

Il nous semble d'autant plus important d'assurer la fonction supplémentaire du poumon sain, que la diminution du champ de l'hématose, la suppression d'une partie des fonctions de l'appareil pulmonaire, nous paraissent avoir une grande influence sur les phénomènes graves de consomption consécutifs à la pleurésie purulente.

L'embarras de la petite circulation semble le point de départ, non-seulement de ces morts rapides observées dans la pleurésie chronique (2), mais aussi de cette « asphyxie lente bien plus

---

(1) *Archives gén. de méd.*, t. II, p. 699; 1856.
(2) Blachez; *loc cit.*, et Négrié; *loc. cit.*,

habituelle, bie.. plus insidieuse que l'asphyxie rapide » sur laquelle insiste M. Marrotte (1). Cette considération s'ajoute aux précédentes pour presser le médecin de favoriser par tous les moyens dont il dispose, l'établissement de cette fonction supplémentaire le plus complétement possible.

Pour que la capacité du poumon sain suffise à la réparation du sang et aux échanges gazeux par une surface assez étendue, il devient nécessaire qu'il dilate la paroi thoracique correspondante et refoule le diaphragme de ce côté.

En effet, les recherches de M. Damoiseau (2) ont établi que dans les épanchements gauches, le foie était descendu aussi bas que dans les droites; — et vice versa pour la rate.

Il doit arriver un instant où la force d'expansion est impuissante à refouler les organes voisins, au grand détriment de l'intégrité de l'hématose.

Supprimez l'épanchement; dès lors le médiastin non-seulement va revenir en place, mais, dans quelques cas, nous allons le voir sollicité à se porter en sens inverse sous l'influence de l'ampliation plus considérable du poumon sain, dans lequel la respiration supplémentaire s'effectue plus librement; en même temps le cœur et les gros vaisseaux deviennent libres. On sait d'ailleurs que, dans les respirations ordinaires, il s'en faut de beaucoup que toutes les parties des organes pulmonaires soient mises en activité.

Il est à remarquer combien l'écoulement continu agit favorablement pour produire ces résultats; aussi, dès qu'il existe, la sédation des accidents est immédiate et durable, et la guérison peut même devenir compléte, à la condition que le sujet soit assez jeune; plus tard, les parties constituantes des parois ne se prêtant pas, nous l'avons dit, à la rétraction, ou ne s'y prêtant qu'avec une extrème lenteur. Le diaphragme, le médiastin ensuite, sont mieux disposés que les parois extérieures pour ce rapprochement; aussi devancent-ils toujours dans cet acte de physiologie pathologique les arcs costaux et surtout la colonne vertébrale.

(1) Marrotte; *Bulletin de thérap.* Etat de la question de la thoracentèse en 1864.

(2) Damoiseau ; Thèse de Paris, 1844.

Cette étude préliminaire était indispensable pour établir les bases d'une pratique rationnelle. Sans doute, il serait avantageux d'agir dans le sens de l'évolution naturelle, et de produire artificiellement le rapprochement des parois ; mais ce que l'on peut obtenir dans d'autres régions, pour les abcès des fosses ischio-rectales, par exemple, est de tous points impraticable ici. Il ne reste donc qu'une indication à remplir : combattre les accidents qui peuvent entraver la marche normale de la rétraction, et ceux qui en même temps menacent plus directement la vie, c'est-à-dire les accidents putrides et la consomption.

C'est encore aux faits que nous demandons ici des enseignements et des règles de conduite.

Obs. 33 ans, malade depuis un an ; pleurésie gauche purulente ; thoracentèse ; une tente est placée dans l'ouverture. Au quatrième jour, odeur insupportable du pus ; injections au chlorure de sodium, laissées pendant dix minutes dans la cavité. Soulagement ; le matin, la fièvre est moins forte, le pus moins fétide. L'amélioration va croissant, l'air ne cause désormais aucun inconvénient sensible. Toniques.

Huit mois après l'opération, le malade fait plusieurs lieues a cheval ; mais, tous les jours, la fistule donne issue à un quart de setier de liquide.

L'année suivante, *tout traitement est laissé de côté* ; le côté gauche qui s'était déprimé, ne tarde pas à se développer : fièvre faiblesse, etc. A la suite de l'évacuation abondante du liquide épanché, les forces reviennent, le malade ne perd plus que deux cuillerées de pus par jour.

La fistule persiste encore avec déformation ; la santé est très-bonne à cela près (1).

Le malade avait 33 ans ; la rétraction est extrèmement lente à se produire. Le pus séjourne pendant quelque temps, et immédiatement les accidents reviennent. A peine le pus s'est-il échappé, que le malade reprend des forces.

« L'air ne produit aucun inconvénient sensible. »

(1) Wells ; *loc. cit.*, p. 291.

Obs. On place une canule à demeure; dès ce moment, le pus diminue de jour en jour, les forces reviennent. En trois semaines, la suppuration se tarit. On supprime la canule ; huit jours après, toux sèche et fréquente, oppression, fièvre.

La cicatrice se rompt et donne un pus abondant d'une extrême fétidité... (1).

L'action de l'air ne produit pas immédiatement l'altération du pus : un certain temps se passe avant que le pus n'ait contracté des qualités septiques. Tous les moyens qui sont propres à évacuer cette sécrétion, qui a séjourné dans la cavité thoracique, doivent naturellement arrêter les accidents putrides. Ainsi s'explique la variété des procédés employés avec succès.

Obs. 28 ans; épanchement à gauche, datant de deux mois et demi.

La ponction donne issue à de la sérosité louche.

Amélioration notable, appétit. Le malade se lève plusieurs heures et se sent très-bien.

Le sixième jour (l'occlusion a été faite), malaise général sans cause appréciable ; frissons, dyspnée, l'épanchement est reproduit complétement.

Seconde ponction un mois après la première : 2 litres de pus bien lié, non fétide. Injection iodée.

Amendement notable de la santé générale ; mais, peu à peu, nouvelle reproduction de liquide.

Quinze jours après, nouvelle ponction : 2 litres de pus inodore.

Sonde à demeure avec injections iodées. Pansement soir et matin ; et néanmoins pus fétide : frissons ; l'appétit se perd complétement ; le pouls est petit, très-fréquent, extrèmement faible. Une incision donne jour alors à 1 litre de pus d'une grande fétidité, mêlé à de fausses membranes caillebottées, qui ont peine à sortir d'abord par la plaie, mais qui s'en échappent tout à coup à l'aide d'abondantes injections chlorurées. Large mèche. Ecoulement facile. Tous les symptômes s'amendent; appétit; le malade se lève et semble entrer en convalescence.

Mort, au bout d'un mois du traitement, par suite d'une congestion pulmonaire, à droite.

(1) Carboué ; v. Sédillot, *loc. cit.*

— 47 —

A l'autopsie, le poumon gauche était réduit à un moignon insignifiant. Pas de tubercules (1).

Cette observation, dont nous avons rapporté les principaux détails, est pleine d'enseignements pratiques.

Le poumon était complétement refoulé et ratatiné, et cependant aucune déformation, aucun retrait des parois thoraciques ne s'était encore produit.

Ce sont des cas de cette nature qui donnent des fistules, dont la durée se compte par des années. Landouzy, dans l'article où il cite ce fait, insiste sur la fréquence de la mort pendant le traitement, dans les cas où se déclare une affection du poumon sain ; fait exact et confirmé par plusieurs observations.

Une simple bronchite, une congestion, peu graves dans les conditions ordinaires, acquièrent alors un pronostic insolite.

Dans un cas cité par Roux, le malade portait sa fistule depuis quatre ans ; il avait repris ses occupations, en s'astreignant cependant à beaucoup de ménagements. — Une pneumonie fut rapidement mortelle.

Tous les accidents locaux, et partant les accidents généraux, qui y sont liés d'une manière si évidente, tiennent bien à une seule cause : la stagnation du pus, l'insuffisance de l'écoulement. Landouzy remplace la ponction par une incision ; 1 litre de pus s'échappe avec des fausses membranes, et l'amélioration est immédiate.

Ces produits pseudo-membraneux entravent parfois d'emblée l'écoulement du liquide. Ils le font avec d'autant plus de facilité que, sauf les cas où les parois, très-distendues par le liquide, réagissent sur sa masse pour l'expulser, celui-ci n'est plus sollicité à s'échapper par l'expansion pulmonaire, comme dans les épanchements dépourvus de fausses membranes épaisses.

Les choses se sont passées ainsi dans un cas que nous a communiqué notre excellent collègue M. Delens.

Pleurésie purulente ; thoracentèse ; mort.

Alphonsine Sertier, âgée de 6 ans, entrée le 30 mai 1866 à

(1) Landouzy ; *loc. cit.*

l'hôpital des Enfants, a été couchée au n° 12 de la salle Sainte-Catherine (service de M. Bouchut).

Cette enfant, dont le père et la mère sont bien portants, a eu autrefois la rougeole, et il y a dix mois, une pneumonie qui lui a laissé une toux presque continuelle avec fièvre lente et amaigrissement.

A son entrée à l'hôpital, on constate un état de maigreur très-prononcé avec pâleur générale. Les cheveux sont bruns ; les cils très-allongés ; la toux est fréquente, sèche, sans expectoration. La malade exhale une odeur désagréable.

Le côté droit de la poitrine est plus dilaté que le côté gauche, et la mensuration faite au niveau du mamelon donne 2 cent. de plus. Les espaces intercostaux sont distendus. Le cœur bat par sa pointe un peu en dehors du mamelon gauche.

Il y a une matité complète de tout le côté droit, depuis le sommet jusqu'à la base.

En arrière, dans la fosse sus-épineuse, on entend un peu de souffle avec faible retentissement de la voix, sans égophonie, et de la crête de l'omoplate à la base on constate l'absence du murmure vésiculaire.

Au-dessous de la clavicule, en avant, existe également du souffle.

A gauche s'entend le murmure vésiculaire normal sans râles.

Quand l'enfant parle, il y a de la vibration à gauche ; on ne la perçoit pas à droite.

Peu d'appétit. Pas de diarrhée. La peau est chaude, le pouls petit.

1ᵉʳ juin. — M. Bouchut pratique la thoracentèse, après avoir de nouveau constaté les signes de l'épanchement qu'il suppose être purulent.

La ponction est faite dans le septième espace intercostal et sur la ligne axillaire.

Il ne sort par la canule qu'une ou deux cuillerées de pus grisâtre, mal lié, exhalant une odeur extrèmement fétide. Cependant avec un long stylet on peut s'assurer que la canule a pénétré dans la cavité pleurale, et rien ne paraît obstruer l'orifice de la canule ; le stylet arrive à peu près jusqu'au niveau de la colonne vertébrale, où il touche quelque chose qu'à la consistance on ne peut prendre que pour le poumon refoulé.

Malgré l'introduction plusieurs fois répétée du stylet, il ne s'écoule pas de nouvelle quantité de liquide et l'on retire la canule.

L'enfant ne présente rien de particulier dans la journée, mais il suinte par le point de la ponction un peu de liquide extrèmement fétide.

2 juin. — L'état de l'enfant s'aggrave. La respiration est plus gênée. La malade reste couchée sur le côté droit; le pouls est petit.

Suintement toujours fétide et continu.

3 juin. — L'enfant a les traits décomposés, la respiration très-gênée, le pouls imperceptible. Elle succombe à une heure de l'après-midi.

Autopsie le 5 juin. État de putréfaction déjà avancé du cadavre. — L'abdomen est vert; autour de la ponction thoracique, extravasation sous-épidermique de sang formant une sorte d'ecchymose.

L'ouverture de la poitrine donne issue à une grande quantité de liquide qui remplit la moitié droite de la cavité thoracique.

Ce liquide est de couleur chocolat et d'une fétidité gangréneuse insupportable. Il renferme un caillot sanguin récent assez volumineux et de nombreux débris de fausses membranes macérées et en putréfaction commençante. Par le lavage, ces fausses membranes reprennent en partie leur coloration et leur aspect ordinaires; quelques-unes sont assez considérables.

La plèvre costale est recouverte à peu près partout par un dépôt de pus concret, ou par des fausses membranes grises et extrêmement molles, formant une couche de 2 ou 3 millimètres d'épaisseur, que le moindre râclage avec le dos d'un scapel enlève facilement.

Dans le septième espace intercostal, on voit le point par où a pénétré la canule; il est parfaitement à découvert, et aucune fausse membrane capable de l'obturer n'existe dans le voisinage.

Le poumon refoulé vers la ligne médiane forme une sorte de cloison antéro-postérieure adhérente d'une part à la face postérieure du sternum, de l'autre à la colonne vertébrale; son épaisseur est à peu près celle de la main; il paraît imperméable à l'air et est recouvert de fausses membranes molles et d'aspect gangréneux.

Ces matières concrétées sont donc, dans un certain nombre de cas, une entrave à la sortie du pus, mais elles peuvent jouer un autre rôle (1). Une fois altérées par leur présence dans le foyer pleurétique, elles prépareront le pus qui les entoure à subir l'influence de l'air. Aussi avaient-elles été jugées d'un pronostic grave par Delpech, qui croyait bien à tort que des parties du sac pseudo-pleural s'étant sphacélées, la plèvre, à nu et exposée à l'air, allait se trouver dans les conditions les plus propices à une inflammation aiguë. En réalité leur gravité dépend des phénomènes d'obstruction et de putréfaction qui en sont la conséquence fréquente, pendant la longue durée de la sécrétion purulente.

L'étroitesse de la fistule joue absolument le même rôle, comme le démontre l'observation suivante.

Obs. Vers la première semaine d'une pleurésie, un homme est en proie à des accidents de suffocation. Thoracentèse, renouvelée quelques jours après : pus épais et crémeux... Le quinzième jour après la seconde ponction, s'établit une fistule au niveau de la plaie.

Un an environ après le début du premier accident, il rentre à l'hôpital dans le service de M. Cazenave, avec diarrhée, sueurs, fièvre avec exacerbation le soir. La fistule cependant donne du pus, mais celui-ci sort difficilement, et *les injections se font mal, faute d'une ouverture fistuleuse suffisante.* Cautérisation à la pâte de Vienne, large ouverture; issue d'une énorme quantité de pus; un tube à drainage en anse est placé dans cette ouverture. La santé s'améliore ; les sueurs nocturnes, la fièvre, la diarrhée cessent rapidement. Pendant sept mois, écoulement de pus par le tube ; — à cette époque, la sécrétion est rare, on peut enlever le tube.

Mais la déformation est considérable. — Revu au bout de six mois, le malade est parfaitement bien : le côté gauche est plus étroit que l'autre, mais il s'est cependant *énormément développé* depuis six mois; le son y est à peu près normal à la percussion ; le murmure vésiculaire y est type (2).

Une fistule, même quand les injections viennent aider l'écoulement, peut donc être insuffisante et permettre à de graves accidents de se manifester.

(1) Obs. de M. Gubler. Thèse de Lory ; *loc. cit.*

(2) De Manny ; *loc. cit..* p. 65.

Ici, on a employé un procédé appelé, croyons-nous, à se généraliser dans le traitement de l'empyème bien plus qu'il ne l'a fait jusqu'ici : nous voulons parler du tube à drainage.

M. Hobon a récemment réuni dans sa thèse un certain nombre d'observations empruntées pour la plupart à des auteurs anglais. Plusieurs sont dues aussi à la pratique de notre maître commun, M. Chassaignac, à celle de M. Gosselin et de quelques autres médecins des hôpitaux. Ce procédé a donné dans ces cas des résultats très-favorables.

INFLUENCE DU PROCÉDÉ SUR LES RÉSULTATS.

Une fistule thoracique, nous l'avons vu dans plusieurs observations déjà, n'est utile qu'autant que le pus s'y engage avec facilité.

Les partisans des ponctions successives pensaient arriver à établir une ouverture sinueuse permettant au liquide de passer sans que l'air puisse pénétrer ; mais cette idée, difficile à comprendre théoriquement, n'a pas un seul fait qui lui soit favorable.

Il importe donc de trouver le moyen le plus simple pour vider complétement le kyste, à chaque pansement.

L'incision, l'empyème proprement dit des anciens, ouvre une large voie au liquide ; il est facile d'appliquer une mèche, avec un pansement simple recouvrant l'ouverture.

Sans parler des quelques cas où la mèche est tombée dans la cavité sans déterminer de graves accidents, il faut le dire, ni présenter de grandes difficultés pour son extraction, elle nécessite un pansement quotidien, sujet à se déplacer quand le malade se lève.

La canule à demeure, que beaucoup de médecins ont employée, a rendu de grands services : simple dans son application, elle permet à la fois de donner une issue facile au pus, et une libre entrée aux injections. (1).

La canule cependant a des inconvénients dans la pratique.

---

(1) On a proposé, et Reybard lui-même l'a employée, la canule à baudruche, à demeure, dans le traitement de la pleurésie purulente.

Ainsi dans nombre d'observations on la trouve délaissée pour un autre procédé, au bout de quelques jours ou de quelques semaines. On conçoit en premier lieu la possibilité de son contact avec le poumon, lorsque celui-ci recouvre son expansion, contact pouvant produire l'irritation de cet organe, dans les efforts de toux, par exemple. Ne lit-on pas, dans l'observation de Fréteau, qu'on fut obligé de diminuer la longueur de la canule plusieurs fois, celle-ci venant butter contre le poumon (1) ?

Dans ces cas, toutefois, comme on l'a fait remarquer, la convexité du diaphragme très-exagérée a bien pu en imposer pour le poumon, et aucune observation, à notre connaissance, n'a pu faire imputer à la canule de résultats semblables à ceux qu'indiquait la théorie.

La difficulté n'est donc pas là ; elle consiste dans la fixation de l'instrument, parfois impossible à obtenir (2).

Souvent le tube élastique simple a été employé : il a tous les avantages et tous les inconvénients de la canule à demeure ; et de plus, on l'a vu, malgré tous les soins employés pour le fixer, glisser dans la cavité, sans pouvoir être aussi facilement extrait que la mèche (3).

Les Anglais, qui ont mis en usage le tube fenêtré, n'ont pas pris la précaution de le placer en anse, en le faisant pénétrer par une double ouverture, comme le recommande M. Chassaignac, et néanmoins ils en ont retiré de très-bons résultats (4).

En effet, il faut reconnaître déjà une amélioration et un progrès sur le tube simple, sur la sonde, dans ces nombreuses ouvertures qui facilitent la sortie du pus, et surtout permettent un lavage plus complet du kyste par les injections ; mais encore ici faut-il fixer le tube.

M. Gosselin et M. Cazenave ont employé, comme M. Chassaignac, le drainage en anse, également avec succès (5).

L'irritation causée par le tube est nulle, les injections se répan-

(1) Fréteau ; *loc. cit.*
(2) Roger ; *loc. cit.*
(3) Thèse de Lagrange ; obs. de M. Matice.
(4) Voir neuf observations traduites de l'anglais ; Thèse de M. Hobon, 1867.
(5) De Manny , *loc. cit.*

dent dans toute la cavité, le pus trouve une double issue pour s'écouler; les anfractuosités n'échappent plus ainsi au lavage. La quantité d'air que laisse pénétrer le tube ne saurait être suffisante pour entraver sérieusement l'ampliation pulmonaire, dans les cas où elle tend à se produire.

Enfin, avantage réel, bien que secondaire au point de vue de la terminaison favorable, l'appareil est fixé par cela même qu'il est en place; — il ne peut s'échapper, et le malade lui-même peut se panser et faire, à la rigueur (1), les injections.

Le cas suivant montre, parmi plusieurs autres, les avantages de ce procédé :

Obs. 25 ans, pleurésie gauche dans la convalescence d'une fièvre typhoïde. Au troisième mois, se montre sous le sein une tumeur grosse comme un œuf de pigeon, qui, au bout de deux mois s'ouvre en laissant couler quatre ou cinq litres de pus.

La fistule se ferme, et six mois plus tard survient un second abcès, qui reste fistuleux.

Le malade n'en travaille pas moins pendant deux mois comme garçon de café, puis il rentre à l'hôpital. Injections et toniques.

Les forces reviennent un peu; il va à Vincennes avec sa fistule. Au bout de quelque temps, les accidents reparaissent; il rentre à l'hôpital dans un état de maigreur extrême, sans appétit; sueurs profuses, diarrhée, peau terreuse, fièvre irrégulièrement intermittente, orthopnée. MM. Gosselin et Siredey décident le drainage, pour évacuer le pus fétide et conjurer les accidents de putridité.

M. Gosselin pratique l'incision et le lendemain installe le tube. Injections iodées quotidiennes; — excellente alimentation. Amélioration rapide; l'appétit augmente, l'embonpoint revient.

Cependant le côté gauche diminue sensiblement; matité partout.

Bientôt la suppuration se tarit, et on peut enlever le tube.

Trois ans après le début, la déformation est encore considérable; mais le murmure vésiculaire s'entend, bien que diminué et avec submatité. L'état général est parfait (2).

Quel que soit le procédé, il importe de ne jamais se hâter de supprimer l'écoulement, témoins les accidents des observations suivantes :

(1) Hughes; *Archives gén. de méd.*; *loc. cit.*
(2) De Manny.

Obs. La canule fit cesser promptement la sécrétion purulente, et l'on se crut autorisé à fermer la plaie.

C'était trop tôt, les accidents reparurent; mais la cicatrice s'étant rompue spontanément, la guérison ne fut que retardée (1).

Obs. La fistule avait amené une grande amélioration..... quand la fièvre, la toux, une faiblesse extrême, une expectoration blanchâtre, etc., indiquèrent que l'on avait affaire à la fois à une reproduction du liquide et à une pneumonie consécutive.

L'autopsie montra en effet près de trois pintes de pus dans la poitrine... (2).

Obs. A la fin de la seconde année du traitement, le facies est excellent, la santé parfaite, les occupations habituelles sont reprises, la fistule ne donne que quelques grammes de pus.

On enlève le tube, l'écoulement cesse.

Au bout d'une dizaine de jours, inflammation violente, fièvre, abattement, dépression; le pus prend une odeur infecte; diarrhée; vomissements violents.

La plaie ouverte donne un pus abondant et fétide, plein de bulles de gaz. Quelques jours après le malade succombe.

Autopsie. — La cavité pleurale avait plus d'un litre de capacité et renfermait une certaine quantité de liquide (3).

Nous avons réuni les uns près des autres ces quelques faits qui viennent confirmer le danger d'une oblitération, par un mécacanisme quelconque, du trajet fistuleux. Il est des cas où l'erreur est difficile à éviter, ainsi dans le fait suivant (4).

Obs. Un mois et demi après l'opération, les deux côtés sont égaux; aux deux tiers inférieurs, s'entend de la respiration bronchique, — bruit nul au tiers supérieur. Cependant la plaie ne donne plus que quelques gouttes de pus, et c'est inutilement qu'on essaie de faire pénétrer une sonde cannelée.

A la fin du second mois à dater de l'opération, affaiblissement, appétit perdu; l'amaigrissement va croissant, les digestions sont encore bonnes; 120 puls., 42 resp., quintes de toux.

Dix jours plus tard la respiration ne s'entend plus qu'au tiers

(1) Sédillot, p. 51.
(2) Fischer; *Archives gén. de méd.*, t. I, p. 380; 1848.
(3) Fincham; *The lancet*, 1862. Hobon; *loc. cit.*
(4) Fleury; *loc. cit.*

inférieur; un peu de pus se fait jour par la plaie encore béante, le côté malade a plus d'ampleur que l'autre.

Au troisième mois, la plaie est fermée à peu près; matité dans tout le côté, aucun bruit.

Mort rapide quelques jours après.

Autopsie : Le poumon aplati de haut en bas formait une sorte de gâteau sur le diaphragme, — il était difficile à retrouver de prime abord.

« Le poumon du côté sain était repoussé par la collection purulente, comprimé contre la colonne vertébrale, et n'offrait plus que le tiers à peu près de son volume. »

RÉSULTATS DE L'EMPLOI DES INJECTIONS.

Dans un grand nombre de cas, les injections ont été employées. Leur valeur a été très-discutée. Les anciens en pratiquaient très-souvent, et chaque auteur vante celle qu'il a adoptée. On en trouvera l'énumération dans le travail de M. Sédillot et dans celui de M. Boinet. Ajoutons que, récemment, Rœser a préconisé les injections d'air (1).

Les injections ont été employées dans plusieurs buts que l'on peut réduire à deux principaux : dans certains cas, elles sont estinées à laver les parois du kyste, à évacuer le pus qu'il renferme ; dans d'autres, elles sont employées pour modifier la vitalité de ces parois et changer leur sécrétion.

C'est ainsi que nous avons vu Aran guérir d'emblée une pleurésie purulente en laissant à demeure une injection iodée.

Bien des fois depuis, pareil résultat a été cherché, et à coup sûr les faits ne sont pas communs, où il a été obtenu (2).

Quand les parois du kyste sont éloignées les unes des autres, les injections peuvent bien agir encore de la même manière; mais leur rôle est surtout le lavage et l'écoulement du pus. C'est par un autre ordre de moyens, d'une importance capitale ici, qu'on doit chercher à modifier la nature des sécrétions : l'alimentation et les toniques.

(1) Billroth ; *loc. cit.*
(2) Voy. toutes les observations de Trousseau, Aran, Legroux, etc. ; *loc. cit.*

Quant aux injections, elles sont indispensables quand le foyer se vide insuffisamment, cas de beaucoup le plus commun. Elles rendent alors de grands services (1) en suppléant au défaut de pression intérieure nécessaire à l'élimination du liquide, qui autrement stagne et s'altère, témoin le fait suivant :

Obs. A la sixième semaine, on fait l'opération de l'empyème, suivie d'un pansement simple. L'air entre et sort en sifflant à chaque pansement, renouvelé toutes les vingt-quatre heures.

Bientôt le pansement n'est fait que tous les deux jours.

Le pus devient fétide, la toux s'exaspère, la gêne respiratoire reparaît, le pouls redevient accéléré, la peau chaude ; sueurs abondantes, urine épaisse. On revient aux pansements quotidiens, tout rentre dans l'ordre.

On fait des injections d'eau d'orge, qui entraînent des portions membraneuses noirâtres et putrides avec le pus.

A deux ou trois reprises encore, le pus laissé pendant quarante-huit heures devient plus ténu et plus fétide (2).

Quant à la réaction chimique que l'on a attribuée à la teinture d'iode sur les fausses membranes, l'importance en semble très-accessoire.

Cependant, les injections iodées ont eu dans un certain nombre de cas des inconvénients qui ont nécessité leur cessation.

Dans les observations d'Aran (3), elles ont produit les phénomènes bien connus de l'iodisme. Il est vrai qu'elles avaient été laissées à demeure dans la cavité pleurale, que de plus elles étaient dosées à une proportion considérable d'iode, à la moitié environ.

Ces phénomènes ont été de peu de durée ; souvent l'irritation causée par la teinture d'iode, même après une seule injection, en dehors de toute absorption notable, mais plutôt par un simple effet caustique, a déterminé de la fièvre et une réaction assez intense pour en défendre un nouvel emploi. En même temps, l'action locale a pu devenir manifeste, la suppuration était augmentée

(1) Consultez Wells et Boinet; *Archives gén. de méd.*, t. I ; 1853. Lory ; *loc. cit.* p. 27. De Manny ; *loc. cit.*, p. 77

(2) Renard ; *Annales, Physiologie*, t. VII, p. 472 ; 1825.

(3) Aran ; *loc. cit.*

et le kyste prenait les caractères d'un abcès aigu, réaction locale qui se traduit du reste souvent sans ces accidents d'iodisme.

La connaissance de l'évolution que doit subir la cavité dans les divers cas où l'art est appelé à intervenir, permet d'apprécier nettement l'instant où cette irritation est opportune. Au début, alors que le poumon distend la fausse membrane et se dilate, ce que les signes physiques laissent ordinairement apprécier, nul doute qu'il ne faille chercher à placer le kyste dans les conditions d'un abcès chaud, dont les parois ont de la tendance à adhérer entre elles. Plus tard, quand il reste à combler une cavité énorme, c'est en vain qu'on solliciterait des adhérences entre des organes si éloignés. Il ne s'agit plus que de continuer à s'opposer à la stagnation du pus.

Si à ce moment l'injection iodée est préférée par le médecin, il doit au moins employer une solution très-étendue.

Nous devons ajouter que l'on a signalé quelques accidents graves à la suite des injections ; ils sont dus à deux causes différentes.

D'une part, la force avec laquelle a été poussée l'injection a produit des accidents de syncope, notamment dans un cas où l'injection a été faite à l'aide d'un irrigateur.

Cette syncope, après l'injection, mérite de nouvelles recherches ; il semble, en effet, que la violence de l'impulsion du liquide ne doit pas toujours être accusée.

D'autre part, la pénétration dans une fistule pleuro-pulmonaire d'une injection irritante a plusieurs fois causé des accidents de phlegmasie bronchique (1).

Dans une observation récente, l'injection de liqueur de Villate a déterminé une suffocation rapidement mortelle en pénétrant dans les bronches.

Cette complication doit donc toujours inviter le médecin à ne se servir que d'injections simples. De plus, pendant l'injection, le malade doit éviter de se tenir assis dans son lit. Cette circonstance, en effet, en permettant moins facilement l'expectoration du liquide qui s'engage dans les bronches, expose à un accès de suffocation (2).

(1) A. Paré, Aran, etc.
(2) Bacqua. Voy. Fréteau ; *loc. cit.*

RÉSULTATS DES LARGES OUVERTURES.

La rétraction costale s'opère dans certains cas avec une grande rapidité; les arcs costaux rapprochés entravent la sortie du pus, quelque soin que l'on prenne de dilater l'orifice par les moyens ordinaires (tente de charpie, éponge préparée, agaric, etc.). Les injections elles-mêmes pénétrent mal et sont impuissantes à éliminer le pus.

Les bourgeons charnus de la plaie mettent parfois aussi un obstacle à l'écoulement.

Pour obvier à l'oblitération de l'orifice cutané, Reybard avait renouvelé la pratique hippocratique de la térébration costale, que M. Sédillot a également acceptée (1).

Plusieurs objections ont été adressées à cette manière d'agir, telles que la complication du manuel opératoire, les altérations consécutives de l'os; mais il nous semble que le plus grand inconvénient est précisément celui que l'on tient à éviter par ce procédé, c'est-à-dire l'insuffisance de l'ouverture, la production de bourgeons charnus survenant presque toujours rapidement dans ces conditions.

D'autre part, à en juger par un certain nombre de cas où l'ouverture a été très-grande au début, ce ne serait pas une complication.

Ainsi a-t-on vu les phénomènes habituels n'être nullement modifiés dans leur marche ultérieure, alors qu'une nécrose d'un ou même de plusieurs arcs costaux avait créé une communication d'une largeur qui devait effrayer de prime abord (2). Il est juste d'ajouter cependant que la déformation consécutive en est d'autant plus accusée, plus persistante; voici un exemple de ce que nous venons de dire :

Obs. 12 ans; à un mois et demi du début de l'épanchement, le côté se tuméfie; une bosse fluctuante se montre au-dessous du mamelon.

Ponction, issue de beaucoup de pus et d'un peu de sang.

Les jours suivants, le pus continue à couler, puis deux pertuis spontanés se montrent au bas de la tumeur et laissent aussi s'échapper du pus.

L'affaiblissement est extrême, l'appétit dévorant; le pouls est

(1) Note dans les *Archives gén. de méd.*
(2) Castryck *loc. cit.*, p. 287; et Ledran; obs. chir., t. I, p. 221.

petit, fréquent, les membres sont infiltrés ; clapier sous-cutané purulent au niveau des ouvertures. .

Celles-ci sont agrandies, mais au bout de quelques jours une masse de tissu sphacélé les obture. On enlève cette masse, le pus s'échappe à flots ; une dépression considérable succède à la tuméfaction.

L'amélioration est notable.

A peine un mois et demi plus tard, les cartilages de la cinquième et de la sixième côtes sont éliminés.

A ce moment, état squelettique ; cependant l'enfant est gai, il a une faim insatiable.

Corde à boyau pour permettre l'écoulement du pus.

Pendant dix-huit mois, la corde à boyau est laissée en place. « Sa suppression, plusieurs fois tentée, entraînait à chaque fois des accès de fièvre, » toujours terminés par l'expulsion d'une certaine quantité de pus louable, inodore.

Enfin la fistule guérit complétement : et l'enfant put en pleine santé reprendre ses études.

La déformation au moment de la guérison était considérable, d'autant plus que le sternum manquant d'appui s'était très-affaissé de ce côté.

Seize ans plus tard, à 28 ans, le côté gauche présente une énorme dépression ; il est aplati, allongé dans le sens vertical ; le droit au contraire est extrèmement bombé. Il y a six pouces et demi de différence entre les deux côtés. Le rachis est fort dévié, et la hanche de ce côté est très-saillante.

Toute la partie inférieure du thorax est mate à la percussion ; la respiration s'entend partiellement (1).

Ces affections des côtes à la suite de la pleurésie sont loin d'être exceptionnelles. Les travaux de M. Parise (2) sur l'ostéophyte costal d'origine pleurétique dont il rapporte la production, en partie au moins, à l'inflammation, ont démontré le retentissement assez fréquent de la pleurésie sur le périoste des côtes. La nécrose de ces os et de leurs cartilages semble devoir être rapprochée au point de vue étiologique de ces productions périostiques.

On sait du reste quelle tendance la pleurésie possède à déterminer des inflammations suppuratives de voisinage, témoins ces abcès isolés des parois, étudiés récemment par M. Leplat.

(1) Cruveilhier ; art., *Pleurésie*. Dict., *loc. cit.*
(2) Parise ; *Archives gén. de méd.* ; *loc. cit.*

Imitant la conduite de la nature dans ces cas, un auteur anglais, Watter, a osé sacrifier des fragments considérables des côtes, exagérant ainsi la conduite de Reybard. Inutile d'insister sur la gravité de cette manière de faire, que légitime à peine le fait du rapprochement complet des côtes (1). Voici l'analyse de cette observation (2).

Obs. 32 ans. Empyème à la suite d'une blessure; la fistule s'établit d'elle même; puis se supprime au bout de six semaines.

Il survient alors des douleurs vives, de la dyspnée, de la fièvre; le malade prend l'aspect d'un phthisique avancé; il n'y manque même pas la fistule à l'anus.

Les injections iodées procurent un soulagement passager. Chaque jour, le pus est très-abondant. On se décide à agrandir l'ouverture; mais les côtes sont si rapprochées l'une de l'autre par suite de la déformation, qui a déjà commencé à se produire, que l'on est obligé de disséquer les muscles, après incision cruciale de la peau, pour enlever un pouce de la huitième côte. (Elle portait un ostéophyte). Issue d'une grande quantité de pus et de masses noirâtres; caillots sanguins altérés.

La plèvre est lavée à grande eau. Soulagement immédiat, respiration plus libre et moins fréquente. Injections iodées.

L'amélioration continue; la cavité devient manifestement plus étroite par le retrait; cependant les accidents se reproduisent encore.

Cette fois, le médecin crut devoir réséquer deux pouces de la huitième, et autant de la neuvième côte.

Cette large ouverture laisse voir le cœur et le diaphragme, avec le poumon accolé au médiastin; toute la plèvre est recouverte de granulations gris-pâle. Pas d'accidents à la suite.

A partir de ce moment, l'ouverture se rétrécit peu à peu, n'admit plus tard qu'une simple bougie, et enfin se ferma.

Le traitement avait duré plus de deux ans.

Dans les profondes inspirations, le murmure vésiculaire annonçait une faible dilatation du poumon.

Dans des circonstances analogues, il serait sans doute possible de passer un tube à drainage volumineux, qui épargnât des délabrements de cette nature; car ils n'ajoutent rien aux condi-

(1) Parise; *Archives gén. de méd.*, t. III, p. 323; 1849
(2) Watter; *Union méd.*, t. VI; 1860.

tions favorables du traitement, le compliquent, au contraire, d'une plaie avec traumatisme de l'os; et enfin, laissent une déformation énorme, sans parler de la gravité immédiate de l'opération en elle-même.

Nous voyons toutefois dans Billroth, (*l. c.*), la résection d'un fragment de côte conseillée, comme l'a proposé Roser, dans les cas qui ne comportent pas la dilatation par les moyens ordinaires.

DE LA DÉFORMATION CONSÉCUTIVE.

Lorsque la guérison est effectuée et la cicatrisation obtenue, il se fait, spécialement chez les enfants, un travail physiologique dans un sens opposé à celui de la rétraction. Cette étude n'est point du ressort spécial de notre sujet, puisque pareil résultat a lieu dans toute pleurésie chronique, où le liquide disparaît par absorption; nous nous bornerons ici à faire ressortir quelques propositions sur les conditions dans lesquelles se produit cette évolution, et spécialement ses rapports avec la durée de la suppuration.

De prime-abord, il est évident que l'expansion pulmonaire doit entrer pour beaucoup dans ce travail; c'est l'élément actif en quelque sorte; il réclame pour agir une élasticité considérable des parois thoraciques.

Voyons d'abord comment les choses se passent dans les faits où l'on a signalé ce phénomène :

Obs. 4 ans et demi; la thoracentèse est faite plus de trois mois après le début... Guérison en peu de temps. Le côté se rétracta considérablement.

Au quatrième mois de la guérison, la rétraction avait déjà disparu (1).

Obs. Adulte (âge ?) : la déformation est considérable et a débuté plus d'un an après la maladie ; elle dure six mois, puis tend à se corriger (2).

Obs. Pleurésie chronique. La troisième ou la quatrième année de la guérison, je pus me convaincre que le murmure respiratoire avait recouvré son type normal, et, ce qui me surprit

(1) Marcowitz; *loc. cit.*
2) De Manny; *loc. cit.*

davantage, c'est que le côté gauche avait non-seulement repris des dimensions égales à celle du côté droit, mais qu'il était devenu plus ample, mesuré au lien circulaire et au compas d'épaisseur (1).

Chomel ne dit pas si quelque cause expliquait facilement cette différence ; mais l'anatomie pathologique a montré qu'il se produisait parfois de l'emphysème dans les parties du poumon non comprimées par l'épanchement (2).

Obs. Enfant de 4 ans, opéré deux mois et demi après le début ; deux mois environ après la thoracentèse, la santé était bonne, mais déjà il y avait une légère déformation du thorax, et un peu de scoliose dorsale. Le cœur était encore à droite ; matité et silence respiratoire jusqu'à l'aisselle, souffle-amphorique avec bruit skodique dans le reste de ce côté.

Quelques mois plus tard, la respiration est sensible dans tout le côté.

Deux ans après, le cœur était à sa place ; la respiration se faisait parfaitement dans les deux poumons.

« Pour que rien ne manquât à la constatation d'une guérison parfaite, l'enfant fut atteint d'une nouvelle pleurésie du même côté. » L'épanchement occupa la plus grande partie de la hauteur du côté en arrière et dans l'aisselle (3).

Obs. 8 ans et demi ; guérison au bout de six mois de maladie.

La déviation de la colonne vertébrale a considérablement diminué sans traitement et par le seul exercice. Il ne reste plus qu'une inclinaison légère avec dépression latérale (4).

Obs. 9 ans..., fistule pendant plusieurs mois.

Au septième mois du début, la déformation qui avait été considérable, n'existait plus...(5).

Chez les enfants très-jeunes, les fausses membranes sont dans beaucoup de cas moins consistantes, peu épaisses ; rarement elles s'organisent (6).

Cette disposition à la rétraction, qui exige pour se produire

(1) Chomel ; p. 47.
(2) Oulmont ; *loc. cit.*
(3) Verliac ; Thèse de Paris, 865 ; p. 111, obs. 37.
(4) Roger ; *Bulletin de la Soc. méd. des hôp.*, t. I, 2ᵉ série.
(5) Trousseau ; p. 652.
(6) Baron ; Thèse de 1841.

que le sujet soit jeune (1), n'a plus lieu dans les cas, comme celui de M. Cruveilhier, où la perte de substance des parois est considérable.

Aussi, doit-on moins redouter, dans les conditions ordinaires, *ce rachitisme artificiel*, comme on l'a appelé (2).

On a redouté aussi le déplacement du cœur consécutif à des adhérences, et on a même donné le conseil d'opérer de bonne heure pour éviter ce danger (3).

Deux faits peuvent se produire ; le cœur peut rester fixé par adhérence au point où l'a repoussé l'épanchement ; plus tard, au contraire, il peut être entraîné en sens inverse.

Ces faits sont démontrés par les observations qui suivent :

Obs. Pleurésie gauche. Le cœur repoussé jusqu'au niveau du mamelon droit reste fixé au bord droit du sternum un peu au-dessus de l'appendice xiphoïde. Ses bruits sont normaux (4).

Obs. 6 ans. Guérison au second mois. A trois mois, le cœur bat encore à droite, mais le déplacement est moindre.

Obs. 25 ans. Épanchement droit, onze mois de maladie ; le cœur est porté à droite bien au delà de la ligne médiane (5).

Obs. 34 ans, trois ans de maladie ; guérison ; épanchement à droite. Le cœur est plus à droite qu'à l'état normal (6).

Ainsi le cœur revient peu à peu vers sa position normale et peut même la dépasser, sans que des phénomènes fonctionnels sensibles en soient la conséquence.

Quant au poumon, il semble bien prouvé que son aplatissement complet est loin d'être permanent même après une longue maladie, dans l'enfance surtout (7).

Quoi qu'il en soit, d'une façon générale, l'un des éléments essentiels du pronostic doit se tirer de la perméabilité plus ou moins grande du poumon à la suite de l'opération. Si les signes physiques n'accusent aucun bruit respiratoire normal ou anormal, chez

(1) Guinier ; *loc. cit.*
(2) Marrotte ; *loc. cit.*, p. 51 ; 1854.
(3) Ch. Bernard ; *loc. cit.*
(4) Verliac ; *loc. cit.*, p. 33.
(5) Stanski ; *loc. cit.*
(6) *Archives gén. de méd.*, t. III, p. 479 ; 1848.
(7) Lire l'article que Laennec a consacré aux rétrécissements consécutifs du thorax ; 2ᵉ édit., 2ᵉ vol.

un adulte surtout, une longue suppuration est à redouter, avec ses graves inconvénients.

« Quelque faible et imparfaite que soit la respiration dans un poumon ainsi comprimé, le rétrécissement de la poitrine n'en est pas moins une véritable guérison, puisque, lors même qu'il est porté au plus haut degré, il ne rend pas toujours valétudinaire le sujet chez lequel il existe, et qu'il peut s'allier encore à une certaine vigueur générale »(1).

La même remarque a été faite par tous les auteurs qui se sont occupés de cette question. A cela près que le sujet reste moins susceptible de faire de longues courses et de se livrer à des travaux réclamant l'intervention d'efforts répétés, il ne persiste plus tard aucune trace fonctionnelle de la maladie.

(1) Laënnec; *loc. cit.*, t. II, p. 163

CHAPITRE III.

DES COMPLICATIONS.

Nous avons, chemin faisant, passé en revue un certain nombre d'entraves à la guérison qui pourraient être traitées ici, telles que la carie costale, les affections intercurrentes du poumon sain, etc.; nous ne voulons parler que des complications les plus fréquentes : la fistule bronchique et les tubercules.

De la fistule bronchique.

Deux cas bien différents pour le pronostic peuvent se présenter : 1° la fistule est simple, provenant d'une vomique pleurale sans avoir été provoquée par des tubercules ; 2° elle est d'origine tuberculeuse, et souvent alors la communication s'est opérée par l'ouverture d'une caverne sous-pleurale (1). On a signalé la production de cette ouverture pendant l'opération même, au moment du déplissement du poumon (2). Le plus souvent, dans la fistule tuberculeuse, les trajets sont multiples. Nous ferons abstraction de ces cas, en reconnaissant d'ailleurs l'incertitude du diagnostic à cet égard.

La fistule pleurale peut déterminer des accidents subitement mortels. Les exemples de mort par l'introduction brusque du pus dans les bronches et leur obstruction sont peu communs dans la science (3).

Non moins exceptionnels sont les cas où cette fistule a suffi à la guérison.

Heyfelder (*loc. cit.*) rapporte le fait suivant, dans lequel la guérison se fit en quelques semaines :

Obs. 12 ans ; pleurésie survenue à la suite d'une rougeole ;

(1) Oulmont ; *loc, cit.*
(2) Moutard-Martin ; *loc. cit.*
(3) Cruveilhier ; *loc. cit.*, p. 306. Heyfelder ; *Archives gén. de méd.*, 3e série t. V, p. 71 ; 1837.

au troisième mois, elle s'accompagne de fièvre continue, avec marasme et oppresion extrême. Dans une quinte de toux, il se fit par la bouche et le nez une expectoration abondante de liquide purulent. A peine l'état de syncope qui accompagne ce vomissement passé, l'oppression diminua; un sentiment de bien-être reparut, la fièvre fut tout à coup supprimée, et le quinzième jour de cet accident, l'enfant put être regardé comme convalescent (1).

M. Marcowitz cite un cas où, après une thoracentèse et l'occlusion, il se fit le quinzième jour une expectoration abondante de pus et guérison en six semaines.

Ces faits très-rares manquent de détails, et il est permis de se demander si l'épanchement n'était pas partiel, et surtout si les malades ont été suivis assez longtemps pour affirmer la non-récidive. Toujours est-il que la guérison ne semble possible qu'autant que le poumon jouit encore de son expansibilité presque compléte, et que les adhérences se font rapidement. Dans les cas précédents, au surplus, il n'y eut qu'une seule expectoration purulente, circonstance qui vient à l'appui de cette interprétation.

Si nous laissons à part ces faits exceptionnels, pour ne juger que d'après ce qui se passe ordinairement, il est possible d'établir, non pas comme on l'a fait (Sédillot, Heyfelder) que la fistule bronchique est un accident heureux; mais qu'elle ne constitue pas, le plus souvent, une entrave pour la guérison, une fois l'ouverture thoracique pratiquée. Toutefois, les fistules tuberculeuses ne sont pas en question.

Un fait sur lequel s'est peu portée l'attention, c'est la coïncidence de ces fistules pulmonaires avec des tumeurs faisant saillie sous les téguments. A ce rapprochement on peut en ajouter un second : la coëxistence et l'apparition à peu près simultanées de plusieurs de ces tumeurs.

Il semble difficile d'admettre comme étiologie générale des perforations spontanées, la formation de foyers (2) sous-pleuraux précédant l'ouverture de la plèvre et la déterminant.

Peut-être ce travail est-il dû « aux métamorphoses caséeuses de la surface et de l'intérieur des fausses membranes, qui condui-

---

(1) Cruveilhier; *loc. cit.*
(2) Cruveilhier.

sent au ramollissement et à des pertes irrégulières de substance dans ces productions (1).

On conçoit que cette régression qui a lieu par places, (régression si souvent désignée à tort sous le nom de tuberculisation de l'exsudat preurétique), amène facilement la tendance à la perforation à la fois vers le poumon et vers les téguments, simultanément même en plusieurs points de la paroi externe.

En effet, la plèvre se trouve par suite en contact plus immédiat avec le pus, et plus exposée à subir le processus ulcératif et destructeur qu'il tend à déterminer.

D'autres fois, mais bien plus rarement, le perforation se fera vers le diaphragme;dans un cas, ce muscle percé d'une ouverture large comme un dollar laissa filtrer le pus jusqu'à la région lombaire; ce fait, pour le dire en passant, est assez insolite pour rendre le diagnostic fort incertain.

Quoi qu'il en soit, au point de vue pratique, la fistule bronchique ne constitue pas une complication qui ajoute beaucoup à la gravité des perforations cutanées. En revanche, si elle reste seule, non-seulement elle est presque toujours insuffisante, mais elle peut devenir une grave complication en favorisant la putridité dans un foyer qu'elle ne peut complétement évacuer. Peut-être faut-il ajouter qu'elle hâte le moment où l'opération devient urgente, même en mettant à part les accidents putrides, et cela par le seul fait de la suffocation. Ce dernier point concorde avec la quantité de liquide extrèmement abondante que donne l'ouverture thoracique dans le pyopneumothorax.

Les citations suivantes viennent à l'appui de ces propositions. :

Obs. Malgré l'expectoration très-abondante du pus, la tumeur ne diminua pas, au contraire, elle devint de plus en plus pulsatile, et le lendemain, elle s'ouvrit en donnant issue à trois pintes de pus extrèmement fétide (2).

---

(1) Niemeyer; Eléments de pathologie, etc. 1re édit., t. I, p. 262.

(2) Robert Mac-Donnel; *Archives gén. de méd.*, t. II, p. 339; 1845. L'auteur cite ici l'un de ces cas de tumeurs pulsatiles, constituées par des collections pleurales, faisant hernie sous les téguments et animées de battements isochrones à ceux du pouls, réductibles ordinairement en partie, avec expansion dans tous les sens et simulant sous ce rapport une tumeur anévrysmale, pour laquelle elles ont été prises effectivement plus d'une fois, bien qu'elles ne présentent aucun

Obs. Enfant de 3 ans; thoracentèse à la troisième semaine; occlusion de la plaie. Le neuvième jour de la thoracentèse, une vomique donne issue à du pus fétide, l'enfant continue à en cracher dans le courant du mois pendant que deux abcès se forment au niveau des piqûres et s'ouvrent spontanément.

Les accidents se calment. Le rétablissement eut lieu (1).

A propos de ces observations de vomique, M. Verliac fait remarquer qu'aux diverses causes d'épuisement s'en joint une spéciale chez les jeunes enfants : ils avalent leurs crachats qui sont parfois d'une horrible fétidité ; de là des diarrhées intermi nable (*loc. cit.*) page 106).

Obs. Chez un jeune homme de 18 ans s'établit une fistule bronchique au treizième jour d'une pleurésie droite. Il y eut évacuation subite et abondante de pus par la bouche.

Cela n'empêche pas deux jours plus tard les accidents de reparaître : pouls faible, misérable; voix mal articulée, respiration entrecoupée, extrémités froides, saillie intercostale manifeste.

L'empyème donne des flots de pus. Pendant assez longtemps, il se fit un écoulement de pus par la bouche.

Guérison complète le cinquième mois (2).

Obs. Dans une pleurésie récente, il se produit une issue de pus, mêlé à du sang par l'expectoration; en même temps se montre une tumeur emphysémateuse et fluctuante.

Incisée, cette tumeur laisse échapper du liquide mêlé de gaz; puis un fragment de côte long de six centimètres, nécrosé, s'élimine. Injections détersives. Guéri en trois mois (3).

Obs. Une fistule bronchique avec crachats purulents se manifeste vers le trente-troisième jour d'une première ponction

bruit de souffle ou autre; on les a désignées sous le nom d'*Empyème pulsatile.*

Habituellement unique et située au niveau de la région précordiale (le cœur est dévié dans ce cas) elle s'accompagne d'autres fois d'une seconde tumeur également pulsatile et située en un point plus ou moins éloigné de la première.

De pareilles tumeurs sont signalées dans un mémoire inséré dans les *Archives gén. de méd.* de 1844; t. I, p. 109-334, par Hughes et Ed. Cock. M. Cruveilhier en cite aussi un cas; art. *Pleurésie, loc. cit.*

(1) Verliac ; *loc. cit.*, p. 106.
(2) Baudot ; *loc. cit.*
(3) Castryck; *loc. cit.*

cicatrisée. La térébration fut faite quelques jours après. Le pus était fétide, dès que la plaie se fermait.

La guérison fut complète au quatrième mois de l'opération (1).

Obs. A trois mois d'une pleurésie, un enfant de 9 ans et demi expectore du pus, et cela pendant deux mois. Au septième mois, une tumeur apparaît au niveau du cœur; on l'ouvre, elle donne beaucoup de pus fétide.

L'écoulement est maintenu libre, et l'on fait des injections émollientes, puis iodées.

Ces injections sont péniblement supportées et passent par les bronches. Dès lors on se contente d'un pansement simple.

Pendant deux mois le pus est abondant, puis il diminue à cette époque; l'expectoration cesse subitement (2).

A un an du début, la plaie donne encore un peu de sérosité (3).

Ledran rapporte une guérison de pleurésie (très-probablement partielle), chez une femme de 73 ans, fait unique parmi ceux que l'on a publiés.

Obs. L'incision avait donné issue à du pus fétide et à un fragment de côte. Au quatrième jour, on fit une injection d'eau d'orge, qui sortit en partie par la bouche.

En vingt jours, cette expectoration cessa, et le second mois la fistule se ferma.

La guérison se maintint (4).

Obs. Chez un enfant de 6 ans, à la sixième semaine, un épanchement s'ouvre dans les bronches; il sort environ 500 grammes de pus. Le cœur n'en reste pas moins dévié comme avant; la dyspnée reste excessive.

Un mois et demi plus tard, l'ouverture de la poitrine devient nécessaire. Soulagement immédiat.

Traitement par l'écoulement libre; rétrécissement de la poitrine. En quelques mois la santé est excellente, la respiration

---

(1) Reybard; *loc. cit.*

(2) Consulter la thèse d'Oulmont et le travail de M. Woillez, sur l'anatomie pathologique de ces fistules; *Société méd. des hôp.*, 13 avril 1864.

(3) Isnard; *Union méd.*, t. II, p. 216; 1859.

(4) Ledran; obs., *Chirurgie*, t. I, p. 221.

s'entend dans tout le côté, l'affaissement thoracique s'efface (1).

Obs. 17 ans; hydro-pneumothorax à droite, à la suite de pleurésie.

Après trois semaines, le mal empire. Thoracentèse : quatre litres de pus mal lié; seconde ponction quinze jours plus tard. On établit un tube à drainage.

Le rétablissement marche sans interruption; écoulement abondant. En quatre ou cinq mois, le cœur a repris sa place, la rétraction est assez considérable.

Deux ans après, il conserve encore une fistule (2).

Obs. Pleurésie à la suite d'une fièvre typhoïde chez un adulte.

Au troisième mois, après des phénomènes de fièvre hectique, en même temps qu'une vive douleur se produit au niveau d'une tumeur située dans le quatrième espace intercostal, il se fait une expectoration abondante de pus, précédée d'un violent accès de suffocation.

Le malade en fut soulagé; le lendemain M. Velpeau fut prié par M. Cruveilhier de faire l'empyème, qui donna deux litres de pus jaunâtre, épais, bien lié.

Soulagement extrême, respiration plus libre, la toux diminue, le sommeil est calme, pouls à 70. La fistule s'oblitère en partie. Le lendemain, au milieu de la nuit, après un nouvel accès de suffocation, nouvelle expectoration très-abondante de pus; pas de fièvre.

Mêmes accidents, deux fois en quinze jours; la plaie donne très-peu de pus. La fièvre reparaît et persiste les jours suivants.

Dans la quinzaine suivante, quatre nouveaux accès de suffocation avec expectoration considérable de pus : maigreur extrême; (le malade est maintenu à la diète).

Une seconde opération donne issue à deux litres de pus, plus ténu que la première fois; la dyspnée disparaît, la toux cesse, et pendant huit jours, il y a soulagement complet.

Aucun accident fébrile ou phlegmasique.

Les côtes se rapprochent, cependant la dyspnée reparaît avec les accès de suffocation et l'expectoration purulente, le côté s'est de nouveau développé : fièvre redoublant le soir (100 à 120 pulsations), marasme.

____

(1) Legroux; *Archives gén. de méd.*, t. II, p. 721 1854.
(2) Fincham; *The lancet*, 1862. Voy. Hobon *loc. cit*

Mort le troisième mois après la seconde opération.

Le pus a toujours conservé les mêmes caractères physiques : blanc, crémeux, épais, *inodore*.

A l'autopsie, *énorme épanchement* dans toute la cavité pleurale; *ancun vestige de tubercules*.

Un repli pseudo-membraneux semi-lunaire obstrue à volonté l'orifice fistuleux de la plèvre; le canal est étroit et sans sinuosités (1).

Il est à noter que dans ce cas, le pus, grâce à l'évacuation incessante qu'il subit par la fistule bronchique, ne prit aucun caractère de la putridité. Les couches en contact avec l'air s'échappaient avant d'être altérées.

Nous avons analysé longuement cette observation; elle résume en effet une partie des propositions que nous avons émises sur la complication de fistules bronchiques; les accidents qui y sont rapportés, sont en outre un enseignement pour la méthode à suivre dans le traitement des collections purulentes en général.

Chemin faisant, nous avons cité un certain nombre de guérisons obtenues malgré la communication bronchique. M. Woillez, sur 8 cas qu'il a étudiés, est arrivé à constater 4 fois la guérison, et dans les autres cas, un soulagement notable; une seule fois, ce soulagement ne put même pas être obtenu à cause de la période ultime du mal.

Les pleurésies traumatiques avec épanchement sanguin se terminent souvent par la purulence.

Presque toujours la plaie simultanée du poumon devient fistuleuse, il se fait un hydropneumothorax, avec communication à la fois bronchique et extérieure.

Plus que toutes les autres, ces pleurésies exposent à l'infection putride par le fait de la présence de l'air, et de l'accumulation de caillots sanguins qui, sortant difficilement par les trajets fistuleux, s'altèrent rapidement. — Une large incision est le plus souvent nécessaire our vider le foyer, et la plupart des chirurgiens y ajoutent des njections simples de lavage.

Cette prat que a donné d'heureux résultats : le plus souvent,

(1) Oulmont; *loc. cit.*

la guérison, quand elle arrive, est rapide ; ce qui tient à l'expansion du poumon demeuré libre. Les fausses membranes, en effet, jouent un rôle bien moindre ici, et n'ont pas le temps de s'organiser. Aussi la rétraction est-elle en général faible ou même nulle.

La communication pulmonaire s'est oblitérée de bonne heure, dans tous les cas, auxquels nous renvoyons ici (1).

II. — *Des tubercules.*

Il est admis par beaucoup d'auteurs que la tuberculisation est la cause la plus ordinaire de la purulence dans la pleurésie. Quelques-uns, Trousseau entre autres, ont posé la question sous une autre forme et se sont demandé si, chez un sujet prédisposé, .a pleurésie chronique ne devenait pas une des conditions les plus propices au développement et à l'évolution du tubercule.

Aran, poursuivant la même idée, avait établi en principe que la pleurésie, chez les tuberculeux, devait toujours être attaquée et traitée énergiquement (2).

Si nous consultons les livres classiques, nous voyons que la plupart considèrent la pleurésie purulente comme accompagnée presque toujours de tubercules (3).

La pleurésie purulente chronique se termine habituellement par la mort dans l'hectisie « dont les tubercules sont la cause la plus ordinaire (4). »

« Sans doute, dans la majorité des cas, il se développe à la suite d'une résorption lente et incomplète de l'empyème, une *tuberculose* qui affecte presque toujours le poumon non comprimé, et qui entraîne la mort du malade. »

M. Trousseau partageait la même manière de voir.

Cependant Aran avait remarqué que les autopsies des empyiques dénotaient moins souvent qu'on n'est porté à le croire la

(1) Consulter les obs. suiv. : Legouest, *in* Massiani, *loc. cit.*;— Reybard ;— Covillard ; — Marchettis ; — Roux *v.* Sédillot, 107 ; — Valentin ; — Bacqua ; A. Paré, *loc. cit.* ; — Water, *Un. méd.*, t. VI, 1860 ; — Larrey ;— Lory, *loc. cit.*, p. 26.

(2) Grisolle, *loc. cit.*

(3) Monneret, *loc. cit.*, p. 434.

(4) Niemeyer. p. 273.

présence de tubercules concomitants. M. Siredey (1), de son côté réagit contre cette tendance à considérer la purulence de la plèvre comme liée presque toujours à la diathèse tuberculeuse.

Cet auteur, appuyant son opinion sur les riches matériaux cliniques laissés par Aran, avance que les tubercules sont ici l'exception.

Les tubercules, remarque en outre M. Siredey, ne développent pas habituellement autour d'eux de sécrétion purulente dans les autres séreuses : ni dans la tunique vaginale, ni dans le péritoine, ni dans les méninges (2).

Déjà Laënnec avait insisté sur la distinction de la pleurésie chez les tuberculeux et de la pleurésie tuberculeuse.

Celle-ci, en effet, est le plus souvent adhésive ; son épanchement peu abondant nécessite rarement l'opération par les accidents qui lui sont propres. Enfin ordinairement il reste séreux, quand il passe à l'état chronique. Cette proposition ne semble cependant pas applicable à l'enfance, presque toutes les pleurésies chroniques sont alors purulentes à de rares exceptions près (3).

La pleurésie tuberculeuse marchant lentement d'ordinaire, quand elle a produit un épanchement notable, n'échappe pas à la règle que nous venons d'énoncer.

Nos recherches ont porté sur 130 cas environ de pleurésie purulente : sur ce nombre 80 ont été guéris d'une manière définitive, et même beaucoup ont été suivis pendant assez longtemps. Dans ces observations, rien n'indique que les sujets aient eu des tubercules.

Parmi les morts suivies d'autopsies, 20 fois on a noté l'absence de tubercules : 9 fois seulement, il en existait à divers degrés d'évolution.

Ces résultats ont un grand intérêt, si l'on se reporte aux difficultés que l'on rencontre cliniquement pour le diagnostic de la tuberculose dans les pleurésies purulentes. Les phénomènes d'hectisie sont les mêmes dans les deux cas, et parmi les signes

(1) Siredey, *Arch.*, *loc. cit.*
(2) Hardy et Béhier, *méningite tuberculeuse.*
(3) Verliac, *loc. cit.*, p. 115, et Woillez, *loc, cit.*; — Roger, *Journal méd.*, et Chinprat.

physiques, il n'en est aucun qui ne puisse en imposer, à moins que les tubercules ne se révélent du côté sain (1).

Les tubercules accompagnaient aussi souvent des pleurésies gauches que des pleurésies droites, dans le petit nombre de cas où ils existaient (2). — Il est à noter cependant que le nombre des guérisons, sans que nous puissions en donner d'explication plausible, est bien plus considérable pour les épanchements situés à gauche : nos recherches indiquent 38 guérisons à gauche, 12 seulement à droite.

Nous omettons nécessairement dans ce relevé les cas de pleurésies purulentes traumatiques. Ce fait tiendrait-il, comme l'a pensé M. Sédillot, à la disposition du kyste à gauche, lequel serait mieux limité qu'à droite, grâce au péricarde ?

Est-il au contraire en rapport avec la remarque d'Aran sur la nature tuberculeuse des pleurésies droites ?

Le nombre restreint des observations où les tubercules ont été constatés, ne nous permet pas de donner ici l'exposé des différences que cette étiologie peut apporter aux phénomènes consécutifs de l'opération.

Le soulagement a été constant, dans ces cas comme dans les autres : et l'on ne doit pas perdre de vue ce résultat immédiat, qui peut permettre de donner au malade un allégement aux souffrances de la période ultime de la maladie.

Le cas d'Aran, où 17 ponctions furent faites chez un tuberculeux dans l'espace de treize mois, montre que la vie peut être compatible pendant longtemps avec une déperdition énorme de produits organiques. Si même la réparation se fait bien, et si la phthisie n'est qu'à son début, rien n'autorise à croire que la pleurésie en précipite constamment le terme fatal.

Dans l'observation suivante, dans laquelle la phthisie était

(1) Cette difficulté du diagnostic se renouvelle spécialement chez les enfants, et le plus grand nombre des erreurs commises à propos de thoracentèse, l'ont été chez eux.

M. Verliac arrive à cette conclusion, appuyée sur les nombreuses observations de la pratique hospitalière de M. Barthez ; « il est impossible d'affirmer le diagnostic de la tuberculisation pulmonaire et de la pleurésie chronique. »—Verliac, Paris, 1865.

(2) Aran, *loc. cit.*

compliquée du pneumothorax, la thoracentèse a certainement soulagé le malade et a prolongé la vie de plusieurs mois.

Cette observation est due à notre excellent collègue, M. Hayem.

Pyopneumothorax, thoracentèse ; mort ; tubercules.

B..., 26 ans, cocher. Entré 20 décembre 1867, salle Ange-Gardien, nᵒ 11, à l'Hôtel-Dieu, service de M. Tardieu.

Ce malade a eu à 19 ans une pneumonie à gauche ; il porte au cou des cicatrices de scrofule. Aucun antécédent tuberculeux dans la famille.

Il est depuis douze ans à Paris.

En novembre 1867, à la suite d'un refroidissement, toux sèche, quinteuse, accompagnée de dyspnée.

Le 20 décembre, il entre à l'hôpital.

A ce moment, sueurs nocturnes profuses, perte de l'appétit et des forces, grande maigreur ; vomissement d'aliments dans les quintes ; pas d'hémoptysie antérieure.

Le 15 janvier au soir, douleur subite et très-vive, avec une dyspnée excessive qui le force à se tenir assis dans le lit- Cette dyspnée persiste toute la nuit.

Le 16. Dyspnée moins intense ; toux.

Examen du thorax : voussure très-légère de la région précordiale.

Percussion : En avant, aux deux sommets, même son à la percussion ; en descendant vers le cœur, à gauche, son tympanique.

En arrière, du même côté, son tympanique aussi à la base.

Percussion douloureuse

Auscultation. A droite, en avant, un peu de rudesse de la respiration qui se retrouve en arrière également. Dans le reste de ce poumon la respiration est forte.

A gauche, en avant, faiblesse du mouvement vésiculaire au sommet, de même en arrière. Plus bas, souffle amphorique.

Bruit de flot à la percussion, et bruit d'airain.

Quelques jours après, du tintement métallique se manifeste au-dessous du tiers inférieur de la cavité thoracique

28 mars. L'état général est resté à peu près le même depuis le mois de janvier. Le liquide a augmenté peu à peu, et atteint aujourd'hui à la hauteur du creux sous-claviculaire.

Dyspnée intense, decubitus sur le côté malade, cœur repoussé à droite, espaces intercostaux effacés, veines de la paroi thoracique dilatées.

La mensuration comparative du côté donne une différence de 5 c. en faveur du côté gauche.

Thoracenthèse : 2 litres de liquide purulent, verdâtre.

Les signes physiques du pneumothorax redeviennent sensibles.

Les accidents de suffocation sont atténués.

21 avril. L'épanchement qui s'est reformé peu à peu est redevenu aussi considérable qu'avant l'opération.

Seconde thoracentèse: liquide de même nature que la première fois. — 5 litres.

Les signes de pneumothorax persistent.

L'état général s'est beaucoup amélioré, l'appétit est revenu, la toux a diminué.

5 mai. Crachats puriformes, verdâtres.

— Les deux sommets sont mats, le droit en arrière seulement, expiration prolongée ; respiration un peu soufflante à droite, rude à gauche ; absence de râles.

Le 9. Frisson ; il s'est formé un épanchement très-abondant dans l'articulation du genou à gauche (vésic., gouttière).

Le 28. L'épanchement du genou est à peu près complétement résorbé ; mais depuis plusieurs jours, dyspnée, diminution de l'appétit ; matité a remonté à gauche, sensible à partir de la fosse sous-épineuse ; la respiration est soufflante à ce niveau; ni tintement métallique, ni souffle amphorique ; son tympanique en avant et à gauche, sous la clavicule, jusqu'au niveau du mamelon ; le maximum des bruits de cœur s'entend au bord droit du sternum.

Troisième thoracentèse : pus bien lié, phlegmoneux, verdâtre sans odeur, sans grumeaux, contenant quelques bulles de gaz. La ponction a été faite comme les précédentes dans le huitième espace intercostal. — 3 litres environ.

On entend dans la fosse sus-épineuse, après l'évacuation du liquide, des râles et des craquements cavernuleux, surtout pendant la toux.

Injection de 400 grammes de liquide de Trousseau ; diachylon pour fermer l'ouverture. Immédiatement, le tympanisme et le souffle amphorique sont manifestes à gauche.

Le 29. Iode dans les urines, une demi-heure après l'opération ; induration le long de la saphène ; un peu d'œdème du mollet et du pied, à gauche.

Appétit ; mais insomnie.

2 *juin*. La *phlegmatia alba dolens* est plus prononcée ; tuméfaction douloureuse au niveau du point ponctionné.

Le 14. Tout le membre inférieur gauche tuméfié ; veine fémorale dure : Anxiété.

L'abcès fluctuant de la plaie s'ouvre la nuit.

Le 19. Extrême faiblesse. Mort dans la nuit.

Autopsie. Trois litres de pus dans la cavité pleurale gauche ; poumon affaissé le long de la colonne vertébrale ; quelques adhérences le relient au diaphragme.

Fausses membranes épaisses sur les plèvres pariétale et viscérale.

Sur la face antéro-externe du poumon, on voit à travers les fausses membranes six orifices fistuleux.

L'insufflation dans l'eau fait sortir des bulles de gaz par plusieurs de ces orifices.

On voit encore sur le bord postérieur du poumon une ouverture à bords fibreux, qui aboutit dans une caverne à parois minces. Cette caverne a son siége tout à fait au sommet du poumon.

La plupart des autres orifices paraissent communiquer par un trajet plus ou moins direct avec la même caverne. Deux de ces orifices aboutissent directement à un conduit bronchique.

Le poumon gauche revenu sur lui-même est carnifié dans ses parties inférieures et criblé de tubercules miliaires dans la plus grande partie de son étendue.

Le poumon droit est libre de toute adhérence, çà et là quelques tubercules miliaires ; les grosses bronches sont un peu rouges.

Péricarde : Fausses membranes vascularisées au niveau de l'oreillette et du ventricule gauche ; les adhérences à ces surfaces sont faciles à rompre ; extravasations sanguines dans ces néomembranes.

La péricardite répond à la pleurésie médiastine gauche ; dans sa partie droite, le péricarde est parfaitement sain.

La plupart des vaisseaux commencent à envahir les fausses membranes.

Le cœur a son volume à peu près normal ; tissu mou et pâle.

Foie : Volume à peu près normal, pâle, ferme, graisseux. Sur l'une des coupes, on trouve une plaque congestionnée au niveau de laquelle il y a peut-être quelques tubercules. Sur toutes les autres coupes, on trouve un mélange de points jaunes opaques et de lignes rosées demi-transparentes (mélange de dégénérescence graisseuse et amyloïde). La dégénérescence graisseuse semble suivre les divisions de la veine-porte.

Reins. Couche corticale du rein gauche congestionnée.

Rate. Amas blanchâtres par places.

Rien au cerveau.

Coagulum de la veine fémorale remontant jusqu'à l'iliaque.

Intestins. Granulations tuberculeuses dans la muqueuse.

CONCLUSIONS.

Les cas où la guérison a été obtenue par une seule ponction, restent jusqu'ici à l'état d'exceptions.

Ils se rapportent à des épanchements, presque tous séro-purulents plutôt que franchement purulents, et sans aucune complication. Dans tous, l'expansion pulmonaire après la ponction était à peu près conservée ; sauf le cas d'Aran, tous étaient récents. La réunion de ces conditions autoriserait à espérer un pareil résultat de la ponction simple.

En dehors de ces cas heureux, les ponctions suivies d'occlusion immédiate de la plaie constituent une pratique fausse, qui n'a donné que des résultats négatifs.

Il faut dès lors avoir recours à l'écoulement continu.

Si le poumon est à peu près dilatable, l'adhérence peut être espérée dans un laps de temps assez court.

Si le poumon, au contraire, est fortement rétracté après l'opération, la guérison se fait attendre, et, pour l'obtenir, il faut :

1° Maintenir l'ouverture permanente de la fistule, qui tend incessamment à se former, et qui peut être oblitérée par des flocons pseudo-membraneux.

2° Veiller à l'écoulement facile du pus à chaque pansement, et le favoriser par des injections, pour peu qu'un commencement de fétidité indique qu'il y a stagnation et altération du liquide.

Quant aux complications, on doit opérer, même dans le cas où il y aurait des tubercules; l'opération procure du soulagement, et peut atténuer la marche des accidents hectiques, si la tuberculisation n'est pas à une période avancée.

La fistule bronchique, d'origine non-tuberculeuse, est fréquente, mais ne semble pas entraver notablement les résultats ordinaires du traitement.

BIBLIOGRAPHIE.

Amussat. Bull. acad. roy. méd., t. I, 1837.

Andral. Clinique méd., 2e édit., t. I, p. 473.

Aran. Bull. thérap., 30 janvier 1853, t. XLIV.

   Id.   Union méd. 1853, nos 98, 99, 102, 103.

Archambault. Arch. gén. 1853, t. II, p. 102.

Baron. Thèse de Paris, 1841.

Barozzi. Thèse de Paris, 1853.

Barthez. Académie de méd., mai 1855.

Barthez et Rilliet. Traité des maladies des enfants, t. I, 2e édit.

Baudot. Recueil observ. méd., chirur. et pharm., septembre 1790
       t. LXXXIV.

Bégin. Dict. méd. et chir. prat., t. VII, p. 184.

Blachez. Union méd. 1862, p. 213.

   Id.   Union méd., et Bull. hôp. soc. méd., octobre 1868.

Boudant. Journal des connaiss. méd.-chirur., 1846.

   Id.   Bull. acad. méd., t. XV, p. 303.

Blumenthal. Thèse de Paris, 1867.

Boinet, Arch. gén., 1863, t. I.

Bennet. Bull. gén. thérap. 29 février 1864.

Bowdich. Gaz. méd., 1064.

Brotherston. Arch., 1853, t. II.

Castryck. Recueil obs. méd. chir. et pharm., 1757, t. VI, p. 287.

Cazis de Lapeyrouse. Th. Paris, 1865.

Chassaignac. Traité de la suppuration et du drainage.

   Id.   Bull. Soc. chirurg.. 13 août 1856.

Chomel. Dict. en 30 vol., art. *Pleurésie.*

Corvisart. Essai sur les maladies du cœur.

Cruveilhier. Bull. Acad. roy. méd., t. I, 1837.

   Id.   Dict. méd. et chirur. prat., t. XIII, art. *Pleurésie.*

Daga. Gaz. des hôp., octobre 1863.

Delpech. Mémorial des hôp. du Midi.

Fréteau. Journ. génér. méd., t. XLVII.

Faure. Gaz. méd. 1836, p. 760.

Fischer. Arch., 1848, t. I, p. 380.

Guinier. Gaz. des hôp. 20 avril 1865.

Hérard. Bull. Soc. méd. hôp., 1861.

Heyfelder. Arch., 3e série, t. V, p. 56, 1839,

Hobon. Thèse de Paris, 1867.
Hugues. Arch., 1848, t. III.
Isnard. Union médicale, 1859, t. II, p. 216.
Laënnec. Traité annuel de méd., 2ᵉ édit., t. II.
Larrey. Comp. de chirurgie, t. III.
Legouest. Traité de chirurgie d'armée, 1863, p. 463.
Leplat. Arch. gén. de méd., avril et mai 1865.
Ledran. Obs. chirurg., t. III.
Lory, Th. Paris, 1863.
Legroux. Bull. thérap., 1863.
    Id.   Arch., 1854, t. II.
Landouzy. Arch., 1856, t. II, p. 524 et 692.
Lefort. Union méd., 1855, p. 13.
Lagrange. Th. Paris, 1868.
Lefaucheux. Journal gén. de méd., t. XXI, p. 49.
Manny (de). Th. Paris, 1867.
Massiani. Th. de Strasbourg, 1851.
Marrotte. Union méd., nº 44, 1852.
    Id.   Bull. Soc. méd. des hôp., 1854.
    Id.   Union méd. 1857, p. 284.
    Id.   Bull. thérap. 1864.
Marcowitz. Th. de Paris.
Maurice. Soc. méd. des hôp. 25 mars 1857.
Moutard-Martin. Mémoire sur la thoracentèse, 1867.
Malle. Bull. Acad. roy. méd., 15 mars 1837.
Murat. Dict. en 30 vol., art. *Empyème*.
Morand. Mém. Acad. chir, t. II, p. 382.
Mac-Donnell. Arch. 1845, tII.
Meunier. Th. Paris, 1861.
Monneret. Pathologie interne, art. *Pleurésie*.
Négrié. Th. Paris, 1864.
Niemeyer. Élém. pathol. int., etc., 1865, t. 1.
A. Paré. Œuvres compl., liv. VI, ch. 10.
Pidoux. Bull. Soc. méd. hôp., 1850.
Pommeyrol. Th. Paris, 1861.
Raiffer. Gaz. des hôp., 12 mai 1864.
Ravaton. T. II, p. 93.
Reybard. Dᵉ méd. et chir. prat. (Empyème.)
    Id.   Gaz. méd., 23 janv. 1841.
Renard. Annales physiol., t. VII, 1825.
Stanski. Journal l'*Esculape*, 1840 (octobre).
Sédillot. Thèse de concours pour le professorat. Paris, 1841 (2ᵉ éd.)
Skoda. Traité de la perc. et de l'auscul. (trad. d'Aran), 1854.
Siredey. Arch. 1854. t. II, p. 276.
Teissier et Récamier. Gaz. des hôp., 1842.

Trousseau. Clinique de l'Hôtel-Dieu, 2e édit., t. I.
    Id.   Mém. de l'Acad. méd., octobre 1843.
    Id.   Bull. Soc. méd. des hôp., septembre 1854.
Valentin. Journ. de Desault, t. II, p. 108.
Velpeau. Méd. opér., t. II.
Verliac. Th. Paris, 1865.
Vidal. Union méd. 5 avril 1864.
Wells. Journal des conn. méd. -chirur, 1847, et Arch., 1853, t. I.
Woillez. Soc. méd. hôp., 13 avril 1864.

www.ingramcontent.com/pod-product-compliance
Ingram Content Group UK Ltd.
Pitfield, Milton Keynes, MK11 3LW, UK
UKHW020949140726
13695UKWH00003B/1299